核医学图像分析

林 强 著

科学出版社

北 京

内 容 简 介

　　本书介绍基于深度学习的核医学图像智能分析技术，由图像分类、目标检测和病灶分割等内容构成。全书共 6 章，其中，第 1 章为医学影像概述，第 2 章为数据分析技术综述，第 3~5 章分别为图像分类、目标检测和病灶分割模型构建与实验验证介绍，第 6 章为核医学诊断文本分析与模型构建。

　　本书内容是核医学影像、机器学习、图像分析等研究主题的综合体现，适合高年级本科生、研究生和相关科研工作者了解技术前沿及获取研究主题之用。

图书在版编目（CIP）数据

核医学图像分析 / 林强著. — 北京：科学出版社，2022.8
ISBN 978-7-03-072931-6

Ⅰ. ①核⋯　Ⅱ. ①林⋯　Ⅲ. ①核医学－图像处理　Ⅳ. ①R81

中国版本图书馆 CIP 数据核字（2022）第 156248 号

责任编辑：闫　悦 / 责任校对：胡小洁
责任印制：吴兆东 / 封面设计：迷底封装

科 学 出 版 社 出版
北京东黄城根北街 16 号
邮政编码：100717
http://www.sciencep.com

北京中石油彩色印刷有限责任公司 印刷
科学出版社发行　各地新华书店经销
＊

2022 年 8 月第 一 版　　开本：720×1000　1/16
2024 年 2 月第二次印刷　　印张：11 1/4　插页：2
字数：226 000

定价：98.00 元
（如有印装质量问题，我社负责调换）

前　　言

诊断医学走向预防医学是必然趋势，以个性化诊疗为目的的精准医学与人工智能之间有着天然的联系，"医工融合"是新时代科技创新的重要主题，要求精准医学需求侧和人工智能供给侧相向而行、联袂发力。核医学是集疾病检测、诊断和治疗于一体的现代医学分支，具有从分子和细胞层面揭示机体因病变而引发的功能性改变的潜力，在肿瘤、心肌系统和脑系统疾病的临床诊断和治疗中发挥着重要作用。然而，核医学成像的空间分辨率低，影像信息存在显著的患者个体差异，严重制约着影像数据的可靠分析与准确诊断。

聚焦核医学骨显像临床应用，聚力基于深度学习的骨显像图像智能分析，从辅助临床决策的视角出发，本书呈现面向疾病自动检测和诊断应用的 SPECT 骨显像图像智能分析创新研究，涉及图像分类、目标检测、病灶分割等医学图像分析领域的热点研究主题。全书共 6 章，各章主要内容如下。

第 1 章概述核医学影像，包括结构医学影像和功能医学影像，特别是对核医学功能影像做了较为全面的介绍。

第 2 章介绍数据分析技术，包括骨显像图像数据集扩展技术、图像区域切分技术、畸变骨骼矫正技术和模型构建技术，尤其对深度学习技术做了较为详细的介绍。

第 3 章介绍核医学图像的分类技术，包括以疾病检测为目的的图像二分类、以疾病诊断为目的的图像多分类，以及聚焦疾病分型的图像亚类分类，涉及数据集、决策模型及实验验证的描述与结果呈现等细节内容。

第 4 章介绍核医学图像的目标检测技术，包括单疾病病灶的检测和多疾病病灶的检测等内容，涉及数据集、决策模型及实验验证的描述与结果呈现等细节内容。

第 5 章介绍核医学图像的病灶分割技术，包括基于监督学习的病灶分割和基于半监督学习的病灶分割等内容，涉及数据集、决策模型及实验验证的描述与结果呈现等细节内容。

第 6 章介绍核医学诊断文本的分析技术，包括病灶及其表征关联的分析和基于文本的诊断模型构建等内容，涉及传统机器学习方法和深度学习方法在决策模型构建中的应用及实验验证。

本书由林强所著，研究生李同同完成了材料准备工作，曹永春、满正行两位教师完成了校正工作，全书由林强统稿。

　　本书的出版得到了西北民族大学科研创新团队"计算机应用技术""计算机软件与理论"和甘肃省一流特色学科"计算机科学与技术"的支持和资助,也是甘肃省重点研发计划项目"基于影像基因组学的乳腺癌早期精确诊断模型与算法(21YF5GA063)"和甘肃省高校青年博士基金项目"核医学图像的病灶可靠分割关键技术研究(2021QB-063)"的阶段性研究成果。

　　由于作者水平有限,书中难免存在不足之处,敬请读者批评指正。

作　者

2022 年 3 月

目　　录

彩图

第1章　核医学影像

在新一代信息技术的引领下，数据快速积累，计算能力大幅提升，算法模型持续演进，行业应用快速兴起，人工智能的发展环境发生了深刻变化，迎来了第三次高速发展浪潮。影像医学是医疗领域新技术发展和应用最前沿的学科分支，也是人工智能研发和落地的主要应用领域之一。运用人工智能技术对影像医学数据进行深度学习和决策判断，不仅可以显著提高医疗从业人员的工作效率，还可以大幅降低医疗成本。融合人工智能的影像医学已经成为智能医疗发展的核心。

医学影像是针对人体特定部位甚至全身，以非侵入方式呈现机体内部结构与功能状态的影像学诊断技术，目的在于以影像方式呈现人体的组织器官结构、密度甚至功能状态，供临床医师根据影像提供的信息对疾病存在与否给出判断，从而对人体健康状况做出评估。作为疾病诊断和治疗的技术辅助手段，医学影像是现代临床医学不可或缺的组成部分。医学影像有着不同的类别划分标准，按其作用的不同，可分为结构医学影像和功能医学影像两大类。

本章在对医学影像做简介概述的基础上，重点介绍核医学影像技术，包括成像设备、放射性药物及主要临床应用等，帮助读者建立核医学影像的全貌。

1.1　医学影像概述

现代医学影像已从仅显示宏观结构发展到反映分子、生化水平变化，从显示形态改变到反映功能变化，从单纯诊断向诊断治疗兼具方向发展。本节从结构医学影像和功能医学影像两个方面介绍医学影像。

1.1.1　结构医学影像

结构医学影像(structural medical imaging)为疾病临床诊断和医学研究提供了丰富的人体结构或形态学信息，自医学影像技术诞生以来，结构医学成像主要经历了传统 X 光成像(X-ray)、计算机断层扫描(computed tomography，CT)、磁共振成像(magnetic resonance imaging，MRI)、超声成像(ultrasound imaging)和光学成像(optical imaging)等几个发展阶段，目前呈现出各类成像技术在临床上共存并融合成像的局面。

1. X 光成像技术

X 光成像应用于临床疾病诊断已有百余年历史，至今依然是医学影像检查的主要手段之一，其临床应用价值尚未完全被现代医学成像技术所取代。

X 光固有的穿透性、荧光效应和感光效应，使得 X 射线穿过具有不同密度和厚度的人体组织时，不同区域吸收的光的强度有所不同，在荧光效应和感光效应的作用下，这种差异在荧屏或胶片上形成不同亮度或灰度的对比性影像。如图 1-1-1 所示的 X 光胸片，骨骼等高密度组织对 X 光的吸收能力强，穿透的 X 光相对较少，故在 X 光片上呈现白影；含气的肺等低密度组织对 X 光的吸收能力弱，穿透的 X 光相对较多，故在 X 光片上呈现黑影；其他实质性器官的密度介于上述两类之间，因此在 X 光片上通常呈现灰影。

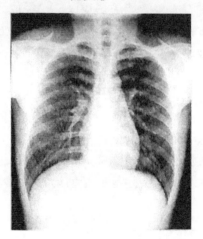

图 1-1-1　胸部 X 光片

X 光成像使用胶片对透过人体的 X 射线信息进行采集、显示和存储，具有图像空间分辨率高、显示组织结构范围较大、X 射线辐射剂量低且检查费用低廉等优点。若组织因病变而发生结构改变时，其固有的密度和厚度也随之改变，当这种改变达到一定程度时，X 光图像上的正常黑白灰度对比值将发生变化，由此可判断是否发生疾病。然而，X 光成像通常对拍摄条件要求严格，而且密度差别小的两种组织间的灰度对比较弱，因而难以同时清晰显示密度不同的多个组织。一般而言，X 光适用于成像那些与周围结构具有明显密度对比差的组织所发生的病变，如消化道、泌尿系统和心血管系统疾病的成像检测。

根据用途的不同，传统 X 光设备分为通用型 X 光机、胃肠 X 光机、心血管造影 X 光机、乳腺 X 光机和牙科 X 光机等。

2. CT 成像技术

CT 成像是由英国工程师 Hounsfield 设计并于 1971 年应用于临床的现代医学成像技术。与传统 X 光成像类似，CT 成像也依赖于 X 光穿透人体不同密度和厚度组织结构后，产生的不同强度 X 射线吸收量而形成的影像对比，如图 1-1-2 所示。传统 X 光图像上的黑白灰度即密度概念，同样适用于 CT 影像，当病变导致 CT 图像上组织结构密度发生改变时，称之为密度增高或密度减低，还可描述为高密度、低密度或混杂密度病灶。但与传统 X 光成像不同的是，CT 以数字化方式对具有一定厚度的人体横断面进行成像，即所谓的断层成像。

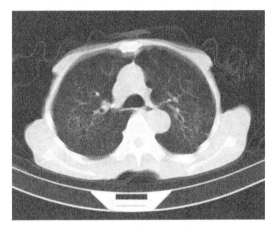

图 1-1-2　胸部 CT 图

CT 设备的发展和更新速度很快，目前多层螺旋 CT 已成为临床应用的主流机型，有 2 层、4 层、8 层、16 层和 64 层之分。CT 成像密度分辨率高，能够清晰显示密度差别较小的软组织结构和器官，可较敏感地发现病灶并显示其特征，还具有密度量化分析、组织结构影像无重叠等优点。但是，CT 成像通常不能整体显示器官的结构和病变，且一次 CT 检查会产生一系列横断层图像，不利于医生快速观察，而且 CT 检查的 X 射线辐射剂量较高，应在检查中特别加以防护。

CT 成像有着广泛的临床应用，几乎涵盖了人体各个系统和解剖部位，包括中枢神经系统、头颈部、胸部、心血管系统、腹盆部以及骨骼肌肉系统等疾病的成像检查。

3. 磁共振成像技术

美国科学家 Paul Lauterbur 于 1973 年应用原子核磁共振物理现象成功捕获了人体的磁共振成像 MRI 图像，与 CT 一样，MRI 的临床应用极大促进了医学影像诊断学的发展。

MRI 利用强外磁场内人体中氢原子核，即氢质子在特定射频脉冲作用下产生的磁共振现象实现成像，是一种相对较新的医学成像模态。图 1-1-3 是脉冲 MRI 成像大脑的示例。

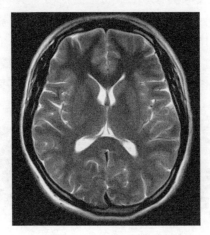

图 1-1-3　脑部 MRI 成像

MRI 成像的组织分辨力较高，能够检测活体组织和病变组织内代谢物的生化成分及其含量，但 MRI 成像仍然不能整体显示器官结构和病变，检查产生的多幅图像不利于快速观察，检查过程耗时，不适用于急症患者或难以制动的患者。

临床 MRI 设备有高场强 1.5T、3.0T 超导型 MRI 机和低场强 0.2～0.35T 永磁型 MRI 机，前者图像信噪比高、图像质量好、功能齐全，但设备价格和运行成本较高，可用于临床疾病诊断和科学研究；后者的成像质量较差，但设备和运行成本较低，主要用于疾病临床诊断。

MRI 临床上主要用于中枢神经系统、头颈部、乳腺、心脏大血管、腹盆部、肌肉软组织及骨髓等疾病的检查，也常用于 X 射线、CT 等检查未发现病变的进一步检查，如乳腺肿块、肝脏肿块和肾上腺病变等。

4. 超声成像技术

超声医学影像是利用超声诊断仪发射出的超声波，通过计算机处理超声波回声，实现疾病诊断的影像学手段。不同于辐射所发射的电磁波，超声波是一种机械波，机械波对人体没有辐射伤害。

超声图像反映介质中声学参数的差异，可得到不同于光学、X 射线、γ 射线等的信息。超声对人体软组织有良好的分辨能力，可得到 120dB 以上动态范围内的有用信号，有利于识别生物组织的微小病变。超声图像在显示活体组织时不用染色处理，可直接获得所需图像。图 1-1-4 所示为超声成像的示例。

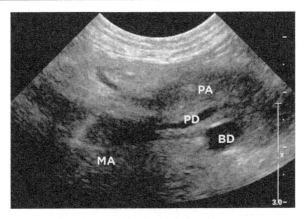

图 1-1-4　超声检测图像

　　超声成像的主要临床应用包括形态学诊断、功能性检测和介入性超声等三个方面。其中，超声形态学诊断可得到各脏器的断层图像，以形态学表现为依据，根据病变产生的组织声学变化和病理解剖学的形态改变及其与图像上的联系，做出病变的定位和定性诊断。超声功能检测用于某些脏器、组织的生理特点所产生的声像图或超声频谱多普勒的变化，如超声心动图以及双功多普勒超声仪对心脏收缩与舒张功能的检测、血流速度及血流量测定、胆囊收缩和胃排空功能、呼吸时膈肌活动等。介入性超声不仅使超声诊断与临床及病理细胞学、组织学密切结合，提高了超声诊断水平，它还可以通过超声导向针刺抽出积液、积血、积脓，注入治疗药物或用激光、微波等进行治疗，从而扩展了临床应用范围。

　　5. 光学成像技术

　　光学成像是指利用光学探测手段结合光学探测分子，对细胞或者组织甚至生物体进行成像，从而获得其中的生物学信息的成像方法。如果把生物光学成像限定在可见光和近红外光范围内，可依据探测方式的不同，将生物光学成像进一步细分为荧光成像、生物发光成像、光声成像、光学断层层析成像等。

　　荧光成像技术采用荧光报告基团，利用激发光使得报告基团达到较高的分子能级水平，然后发射出波长更长的可见光，形成体内生物光源进行检测。发光成像是由生物体所产生的发光现象，所需的激发能量来自生物体内的酶促反应，是动物体内的自发荧光，不需要激发光源。光声成像主要利用了组织光学吸收的差异和光声的能量转化，是近年来发展起来的一种无损医学成像方法，它结合了纯光学成像的高对比度特性和由光能转化成的超声的高穿透深度特性，提供高分辨率和高对比度的组织成像。图 1-1-5 是光声成像的示例。光学相干层析成像（optical coherence tomography，OCT）技术是一种利用光的穿透性，以非侵入、非接触的方式提供微米级分辨率的成像技术，它利用光学相干门来获得组织内部的层析结构。在 600～1300 nm 之间的近红外"光学窗"范围内，生物组织的透光性能好，对光的吸收小，且近红外技术能够实现真正意义上的无损检测，所以近红外技术成为目前生物无损检测技术的研究重点。

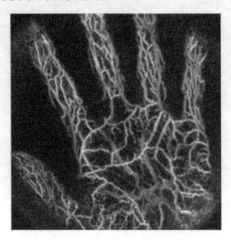

图 1-1-5　光声成像图像

1.1.2　功能医学影像

与仅反映人体生理解剖结构信息的结构成像不同，功能成像可揭示机体内生理、生化等功能代谢信息。本节简要介绍核医学功能成像和功能性磁共振成像。

1. 核医学成像

核医学（nuclear medicine）是研究核技术在医学中应用的医学分支，临床核医学是利用放射性核素诊断和治疗疾病的学科，核医学影像利用该技术进行医学成像，诊断疾病并探索其机理，即用放射性核素来诊治疾病和进行生物医学研究。

放射性核素标记的化合物是核医学诊断、治疗和研究的重要组成部分，核医学中 95%的放射性药物用于临床诊断和治疗。由于放射性核素在衰变过程中能发射出射线，因此利用显像仪器能获得核素及其核素标记物在脏器、组织的分布和量变规律。放射性核素显像将放射性药物引入人体，以脏器内外或者正常组织与病变之间的放射性药物摄取差异为基础，用放射性探测仪器在体表测得放射性物质在脏器中的变化，利用显像仪器获得脏器或者病变的影像进行分析，对脏器功能做出评价和诊断。

放射性核素主要用于心血管系统、神经系统、肿瘤、消化系统、呼吸系统以及泌尿系统等疾病的检查。核医学显像仪器是核医学成像的重要构成部件，通常由辐射探测器以及电子测量装置和/或计算机装置构成，不同临床需求对应于不同的辐射探测器，一般有以下几种辐射探测器。

（1）γ照相机。

γ照相机是核医学最基础的显像仪器，由探头及支架、电子线路、计算机系统和显示系统组成。γ照相机探测接收人体内放射性核素发射出的γ光子，经电子线路分析并形成脉冲信号，通过计算机采集处理后以不同的灰度或色阶显示二维的脏器放射性分布图像，依据放射性浓度的差别可定位特定脏器及病变。γ照相机亦可以进行全身显像。

（2）SPECT。

单光子发射型计算机断层扫描（single photon emission computed tomography，SPECT）是核医学影像的基本仪器之一，它借助单光子核素标记药物实现体内功能和代谢的显像。目前我国三级甲等医院均配备了 SPECT 检测设备，在疾病的影像诊断中发挥着重要作用。

应用图像重建和处理算法，SPECT 成像可获得横断面、冠状面和矢状面的断层影像（图 1-1-6），亦可获得平面/断层、静态/动态、局部/全身显像等不同视角的图像。SPECT 可广泛用于全身各脏器的功能代谢显像，可用于肿瘤的早期诊断，冠心病、心肌缺血诊断，心脏功能测定，肿瘤转移早期诊断，其他脏器如甲状腺、脑、肝，以及消化系统的放射核素显像。在冠心病、心肌缺血、肿瘤早期骨转移、甲状腺疾病和肾功能动态显像方面，有着其他影像学检查不能取代的优势。

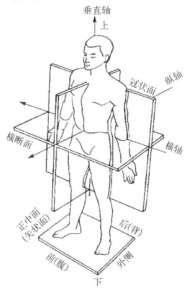

图 1-1-6　人体横断面、冠状面和矢状面示意图

（3）PET。

正电子发射型计算机断层扫描（positron emission computed tomography，PET）是核医学领域比较先进的临床成像技术，是可用于在活体上显示生物分子代谢、受体及神经介质活动的新型影像技术。PET 能一次进行全身断层显像，除可发现原发部位的病变，PET 还可以发现全身各部位软组织、器官及骨骼有无转移病变，可有效用于肿瘤的分期诊断，并能够提供穿刺或组织活检的准确部位，协助临床医生制订最佳治疗方案。PET 的一次断层成像可以获得几个甚至几十个断层图像，高精度地显示活体内代谢及生化活动，提供功能代谢影像和生理参数。

（4）融合成像。

融合成像（hybrid imaging）是将结构成像与功能成像融合实现医学成像的新技术，它发挥了结构影像与功能影像的优势，能够同时提供因病变引发的器官或组织形态改变和功能异常信息。当前临床应用中主要以 PET 与 CT 的融合最为常见，也有 PET 或 SPECT 与 MRI 的融合应用。图 1-1-7 给出了 PET 图像与 CT 图像融合产生的 PET/CT 融合图像的示例。

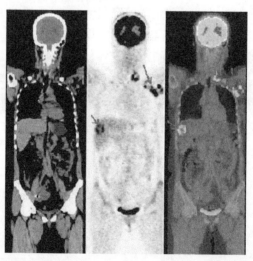

图 1-1-7　PET 与 CT 融合图像示例（左：CT 图像；中：PET 图像；右：PET/CT 融合图像）

放射性核素显像为无创检查，所用的放射性核素半衰期短，显像剂化学量极微，患者所接受的辐射吸收剂量低，因此发生毒副作用的概率极低。放射性核素显像的主要类型有静态显像/动态显像、局部显像/全身显像、平面显像/断层显像、早期显像/延迟显像、阴性显像/阳性显像，以及介入显像等多种方式，可以根据不同疾病类型选择合适的显像方式。

与三大结构影像（CT、MRI、超声）相比，核医学影像的优点主要包括：①核素显像不仅可以显示病变的位置、形态、大小等解剖结构，还可以提供病变部位的血流、功能和代谢等信息，有助于疾病的早期诊断；②核素显像具有多种显像方式，而 CT、MRI 仅提供静态显像；③核素显像具有安全无创性，对人体的损伤较小。

2. 功能性磁共振成像

20 世纪 90 年代以来，在传统 MRI 的基础上发展而来的功能性磁共振成像（functional MRI，fMRI）已广泛应用于脑功能的临床诊断和基础医学研究。fMRI 结合了功能、解剖和影像三方面因素，为临床磁共振诊断从单一形态学研究到与功能相结合的系统研究提供强有力的技术支持，具有无创伤、无放射、可重复、较高的时间和空间分辨率、可准确定位脑功能区等优点，为脑神经科学提供广阔的应用前景（图 1-1-8）。

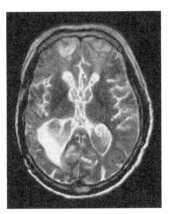

图 1-1-8　脑功能 fMRI 图像

fMRI 成像是利用血红蛋白（包括含氧血红蛋白和去氧血红蛋白）对磁场的影响可产生横向磁化弛豫缩短效应所提出的功能性成像技术。当去氧血红蛋白含量增加时，T2 加权像信号减低；当神经元活动增强时，脑功能区皮质的血流显著增加，去氧血红蛋白的含量降低，导致 T2 加权像信号增强，即 T2 加权像信号能反映局部神经元活动，从而获得相应激活脑区的功能成像图。

fMRI 需要高场强结合高梯度场及快速梯度切换率的 MR 设备，但超高场强对人体健康有一定影响，因此，超高场强磁共振机主要用于动物实验，目前临床科研最常用的是 1.5T MR 机。fMRI 除对场强有一定要求外，还需要选择最敏感的扫描序列，梯度回波序列是最早用于 fMRI 的扫描序列，快速自旋回波序列对血管的敏感性较梯度回波序列强，能反映更多的脑皮质活动区。目前国际上用于 fMRI 的快速成像技术主要包括快速小角度激发 Flash 成像和快速回波平面成像

（echo planar imaging，EPI），其中，EPI 是目前成像速度最快的 MRI 成像方法，该技术把经典成像中的多次扫描简化成一次扫描，使成像速度得到极大提高。

fMRI 与传统 MRI 的主要区别是，它们所测量的磁共振信号不同，MRI 利用组织水分子中的氢原子核处于磁场中发生的核磁共振现象对组织结构成像，而 fMRI 通过血流的变化间接测量大脑受到刺激或发生病变时功能的变化进行成像。

临床和脑科学研究中采用的脑功能成像手段主要包括 SPECT、PET 和 fMRI。与其他脑功能成像手段相比，fMRI 具有以下特点：①fMRI 的空间分辨率和时间分辨率较 PET 和 SPECT 高，fMRI 能够捕捉瞬间认知事件和大脑的微细结构，并能够提供比较清晰的图像；②fMRI 对人体无辐射性伤害，它利用脱氧血红蛋白作为内生的造影剂，成像过程中不需要注射放射性同位素，可对同一患者重复成像；③fMRI 扫描费用较低。因此，fMRI 技术在临床和脑科学研究中得到了广泛应用。

1.2　核医学功能成像

核医学是核物理技术、计算机技术、成像技术和生物技术等现代科学技术与医学相结合的产物，分为临床核医学和实验核医学，临床上主要应用于心血管核医学、肿瘤核医学等。本节介绍核医学成像中常用的 SPECT 和 PET 成像技术。

1.2.1　SPECT 成像

SPECT 成像是临床核医学中应用极为普遍的成像模态，已广泛应用于全身各系统的放射性核素显像，我国三级甲等医院核医学科基本上都配备了 SPECT 成像设备。核医学 SPECT 成像通过对被试者体内静脉注射核素显像剂，经过一定时间的摄取与代谢，再由 SPECT 成像设备进行检测并成像。

1. 成像设备

SPECT 是一项成熟但不断改进的技术，常用的基于旋转 γ 相机的 SPECT 系统使用两个探测器。SPECT 数据收集系统如图 1-2-1 所示。

SPECT 系统获得的原始数据是围绕患者纵轴多角度离散平面采集的图像序列，每个投影图像像素记录的计数值表示垂直于检测器并从检测器延伸至患者的采样线的射线或线积分。

SPECT 数据采集系统的参数主要包括：数据采集时间（20～30 分钟）；投影图像数量（60～120 幅），取决于连续投影图像之间的角度大小（通常为 3°～6°）；旋转角度（180°或 360°）。需要注意的是，当连续投影图像之间的角度超过 6°时，将导致无法重建图像。

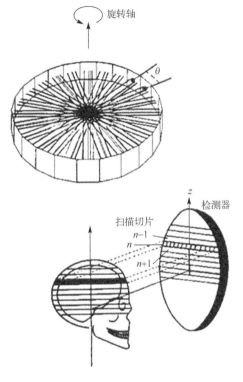

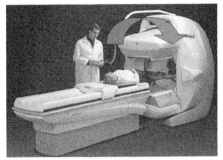

(b)相对双探测器可360°旋转的普通SPECT系统

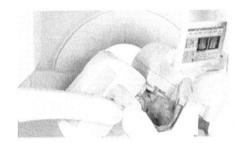

(a)双探测器γ相机SPECT数据采集　　　　(c)垂直双探测器可180°旋转的心脏SPECT系统

图 1-2-1　SPECT 数据收集系统

2. 放射性药物

核物理中原子由原子核及核外带负电的电子组成,原子核由质子和中子组成,其中,质子带正电、中子不带电。由此可以得到元素和核素,其中,质子数相同、中子数也相同、并处于同一能级下的原子,称为核素。在放射性核素中,由于它能够自发地发生核内部或能级的变化,发生衰变,同时释放出某种射线而转变为另一种核素,核衰变主要释放 α、β、γ 射线,这种放射性现象使得放射性核素不稳定,又称为不稳定核素。

放射性核素显像是由放射性示踪剂(又称为显像剂)在人体内通过对器官组织显像进行成像,利用放射性核素或标记化合物在人体内随一定时间的人体代谢从而构成人体脏器的分布,并通过显像设备在体外获得被试者器官、组织的功能状态。不同显像剂在人体内有各自的特殊分布及特异性代谢规律,能够选择性地聚集在人体特定脏器及组织部位,通过一定时长的人体代谢,使该脏器或组织与周围邻近组织之间的放射性分布存在一定的浓度差,而核素显像剂可发射出具有穿

透能力的 γ 射线，再通过体外设备进行检测并通过特定成像算法得到显像剂的分布成像，从而在体外呈现出病变区域或脏器组织的位置、形态及器官功能变化等，医生可以基于显像剂成像进行脏器及组织功能病变的诊断。

目前常用的 SPECT 显像药物中，80%以上为 ^{99m}Tc 及其标记的化合物，并广泛用于心、肾、骨、肺、甲状腺、脑等多种脏器疾患的检查，表 1-2-1 给出了常用的放射性核素。

表 1-2-1　常用的放射性核素

分类	核素名称	临床应用
脑显像	^{99m}Tc-ECD	评价局部脑血流贮备功能
心肌显像	^{99m}Tc-MIBI	评价心脏贮备功能
肾显像	^{99m}Tc-DTPA ^{99m}Tc-DMSA ^{99m}Tc-EC	肾小球滤过型显像剂 肾皮质结合型显像剂 肾小管分泌型显像剂
骨骼显像	^{99m}Tc-MDP	掌握骨盐代谢情况，诊断骨转移
肺显像	^{99m}Tc-MAA	了解肺血流灌注，诊断肺栓塞
肝胆显像	^{99m}Tc-DTPA 颗粒	评价肺通气
肝脾显像	^{99m}Tc-EHIDA ^{99m}Tc-胶体/植酸钠	胆道通畅状况 肝脾吞噬细胞功能

3. 成像类型与特点

可按不同标准对核医学成像做进一步类别划分，主要包括成像状态（即平面成像或序列成像）、身体部位、显像时间、药物亲和力和患者状态等，具体如图 1-2-2 所示。

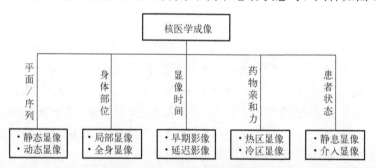

图 1-2-2　核医学成像类型

（1）按照成像获取的状态，分为静态显像（static imaging）和动态显像（dynamic imaging）。其中，静态显像采用足够多的放射性数据形成最终成像结果，故成像清晰可靠，适合于详细观察脏器组织的形态、大小和放射浓聚的分布情况；动态显像能够呈现脏器的动脉血流灌注及脏器血流的运动状况，是核医学显像有别于其他成像技术的一个突出特点。

(2)按照成像覆盖的身体区域，分为局部显像(regional imaging)和全身显像(whole-body imaging)。其中，局部显像针对身体的某一部分或某一部位进行显像；全身显像利用探测器匀速扫描整个人体区域，形成一副完整的全身图像，可在全身范围里面寻找显像剂的浓聚区域、位置及分布，全身骨显像(whole-body bone scan，WBS)是典型的全身成像模式。

(3)按照获取影像的时间，分为早期显像(early imaging)和延迟显像(delay imaging)。一般早期显像指注入放射性核素后 2 小时内的显像；延迟显像指注入 2 小时或在常规显像时间后数小时内的显像，有利于进一步观察和追踪。

(4)按照显像剂对于病变组织的亲和力，分为热区显像(hotspot imaging)和冷区显像(coldspot imaging)。其中，热区显像指显像剂通过代谢残留在病变脏器及组织，在显像中呈现明显的浓聚区域即热区，常见的有骨转移核医学成像；冷区显像指显像剂通常被正常组织摄取代谢，在病变区域形成不规则、不对称性的空白区域即冷区，常见的有甲状腺核医学显像。

(5)按照成像过程中患者的状态，分为静息显像(rest imaging)和介入显像(interventional imaging)。其中，静息显像是被试者在安静状态或在未被药物刺激状态下进行的显像，介入显像指通过生理刺激或药物干预进行的显像。

4. SPECT 的主要临床应用

临床上 SPECT 常用于骨骼系统、心血管系统、内分泌系统、肿瘤、泌尿生殖系统及肺灌注和肺通气的显像，也可用于肝、脾、淋巴组织和炎症的显像。本书主要介绍 SPECT 全身骨显像和肺灌注显像。

(1)SPECT 全身骨显像：全身骨显像，俗称全身骨扫描或骨扫描，采用单光子发射计算机断层扫描设备进行成像，显像患者的全身骨骼区域，是典型的静态、全身、热区成像方式。

在人体构成中，全身骨骼相当于一个巨大的离子交换器，其表面积相当大，在全身骨扫描过程中，由静脉注射核素骨显像剂(如 ^{99m}Tc-MDP)，经过 2～6 小时的骨骼特异性摄取后，通过离子交换和化学吸附两种方式获得磷酸盐和其他元素的浓聚显像，从而完成骨骼的特异性摄取与代谢，使得骨组织中有机成分携带放射性核素的化合物，再由 SPECT 设备进行检测并捕获体内放射性显像剂在人体骨骼内的分布，从而得到从头至脚的全身骨骼显像。SPECT 全身骨显像广泛应用于原发性癌症、骨肿瘤引发的全身性骨转移及骨代谢异常的诊断。静态放射性核素骨显像分为局部骨显像和全身骨显像，图 1-2-3 为全身骨显像示例。

影响全身骨显像图像质量的因素众多，主要包括 SPECT 设备的性能，核素显像剂的配制及使用，患者个人因素包括年龄、性别、病发史、生理状况，核医学

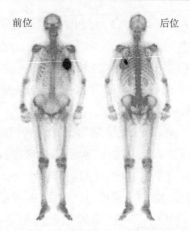

图 1-2-3　　放射性核素全身骨显像示例

设备的操作方式等。通常情况下，SPECT 设备运行越稳定、SPECT 检测到的放射性核素计数越多、脏器或组织与邻近组织的浓度差越大，获得的全身骨显像质量就越高。然而，因个人体质差异的原因，不同患者对于核素骨显像剂的代谢能力不同，导致在显像剂相同剂量条件下，不同患者的显像不一，而且经过长时间代谢后，患者静脉注射点处、膀胱及双肾部位存在大量显像剂而掩盖其他部位的显像，这使得成像质量大大降低，无疑加大了医生的阅片难度和工作量。例如，尽管图 1-2-4 所示的两位患者年龄和放射性药物摄入量差别不大，但成像结果中显像剂的残留差异明显，为传统仅依靠医生的人工分析带来了极大挑战。

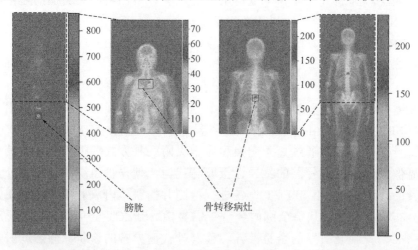

图 1-2-4　　诊断为腺癌的骨扫描图像中核素显像剂的摄取、代谢及其差异

　　针对上述问题，临床上通常采用后处理方式，即手动切除全身显像图像中膀

胱和注射点等显像剂的高浓聚区域或部位。然而，后处理无疑加大了成像的时间，降低了成像效率，对于操作人员的专业水平要求也较高，因而对注射点及膀胱等高亮度、非病变热区的智能化处理变得更具临床价值。

（2）SPECT 肺灌注显像：肺是人体器官中气体交换的主要场所，对维持人体生命健康起着至关重要的作用。肺栓塞（pulmonary embolism，PE）是一种由内/外源性栓子阻塞肺动脉主干及分支引起的肺部呼吸功能障碍性疾病。SPECT 放射性核素成像技术作为一种无创检查方法，能够依据血流受损分布特点进一步判断病情，达到直接反映肺部整体病变的目的，具有对病灶区域敏感、易于观察等优点，而且辐射剂量较低，在 PE 的临床检查中得到了广泛应用。

肺灌注显像是通过静脉注入放射性显像剂，进入右心脏与血液充分混合，然后经肺动脉随血液灌注进入肺血管床，暂留在肺内各部位血管处，通过专门显像设备摄取停留于肺内的放射性分布影像，即为肺内血流灌注的影像（图 1-2-5）。

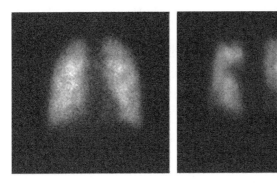

图 1-2-5　肺灌注图像（左为阴性图像；右为阳性图像）

由图 1-2-5 可以看出，与骨扫描成像不同，核素 SPECT 肺灌注图像中的显像区域代表正常区域（非阻塞），而非显像区域代表可能的病变（阻塞）。

1.2.2　PET 成像

在核医学领域，PET 是较为先进的临床影像检查技术，可基于活体显示生物分子代谢情况、受体和神经介质活动，能够在疾病初期发现病变区域。随着现代科学技术的不断发展，PET 已广泛应用于多种疾病的诊断、分型分期和新药开发。

1. 成像设备

利用 PET 设备对患者做全身扫描成像的过程中，预先注射的放射性核素发生 β^+ 衰变，产生正电子与组织器官中负电子结合现象，即发生湮灭辐射，继而产生两个 511keV 且方向相反的 γ 光子，PET 通过其封闭环绕型的探测器对这些光子进行符合测量，形成投影线。之后，通过计算机处理投影数据并进行图像重建，获得待测组织器官的药物分布，以便对相关组织器官进行功能研究。大多数疾病的生化改变早于解剖学的变化，因此 PET 设备可捕获疾病早期的信息，便于开展早期治疗继而提高患者的存活率。

PET 成像系统由 PET 扫描架、环形探测器、检查床和工作站，以及其他辅助设备构成。其中，PET 扫描架对患者进行全身扫描；环形探测器由数十个环构成，环由众多块结构组成，块状探测结构可消除散射、提高计数率，以反映患者不同部位的病变情况；检查床用以支撑探头开展后续检查工作；工作站完成计算并生成患者的 PET 扫描图像。

2. 放射性药物

正电子核素最早在 20 世纪 50 年代开始应用于核医学研究及部分临床，但受限于某些客观原因和传统观念的制约，正电子核素经历了从低潮到高潮的发展过程。正电子药物多由回旋加速器制备而成(如 ^{11}C、^{13}N、^{15}O 和 ^{18}F 等)，也可通过核素发生器获得(如 ^{62}Zn、^{62}Cu、^{68}Ge、^{68}Ga、^{82}Sr、^{82}Rb、^{122}Xe 和 ^{122}I 等)。与其他放射性核素相比，^{18}F 是应用最为广泛的正电子核素，因为它有着较为理想的半衰期(109.8min)和较高的正电子峰度。临床上应用最广泛的 ^{18}F-FDG 是在脱氧葡萄糖(deoxyglucose, DG)上加氟制成，用于葡萄糖代谢显像，是普遍采用的肿瘤代谢显像剂，它利用了恶性肿瘤的异常增殖具有旺盛的糖酵解的特性。然而，^{18}F-FDG 并非特异性高的显像剂，临床应用中通常会出现假阴性或假阳性，从而影响疾病的准确诊断。

随着影像技术的发展，已经研发出药代动力学更好、副作用更小、靶点选择性更强、特异性更高的新型放射性药物，以满足临床应用需求(表 1-2-2)。其中，应用较为广泛的包括 ^{18}F-FET 及 ^{18}F-FFDOPA，它们在神经系统和肿瘤的诊断性能方面均优于 ^{18}F-FDG。

表 1-2-2　^{18}F 标记的正电子药物种类及临床应用

部位	临床应用	示踪剂
神经系统	脑功能性病变	^{18}F-FMT，^{18}F-FDA，^{18}F-AV-1451，^{18}F-FFDOPA，^{18}F-FDDNP，1-L-^{18}F-FETRP
	脑肿瘤	^{18}F-FDG，^{18}F-FDOPA，^{18}F-FET，^{18}F-FLT，^{18}F-FMISO
胸部	乳腺癌	^{18}F-FES，^{18}F-FMFES，^{18}F-FFNP
	肺癌	^{18}F-FDG，^{18}F-FDOPA，^{18}F-FLT，^{18}F-FMISO，^{18}F-FAMT
腹盆腔	肝胆系统肿瘤	^{18}F-FDG，^{18}F-FLT，^{18}F-fluorocholine，^{18}F-FSPG
	前列腺病变	^{18}F-FDG，^{18}F-NAF，^{18}F-fluorocholine，^{18}F-FACBC
	膀胱癌	^{18}F-NAF，^{18}F-FDG，^{18}F-DCFPyL
骨骼	骨髓瘤、骨转移瘤	^{18}F-FDG，^{18}F-NAF

随着对机体生理、生化代谢方面研究的不断深入，分子生物学已经渗透到核医学领域，加上 PET 或 PET/CT 技术的研发应用，正电子放射性核素及其标记的放射性药物进入了快速发展阶段，对肿瘤、心血管、免疫代谢性等疾病的病因机制、病理过程、发生发展等多方面的研究乃至临床应用都发挥着举足轻重的作用。

3. PET 的主要临床应用

PET 在恶性肿瘤、神经系统、心血管等疾病的早期发现、病灶鉴别、分期和疗效评价上具有突出的优势和较高的临床应用价值。

在肿瘤诊断方面，目前 85%的 PET 检查用于获取肿瘤的病灶信息。由于绝大多数恶性肿瘤的葡萄糖代谢较高，而氟脱氧葡萄糖(fluoro deoxyglucose，FDG)是一种与葡萄糖结构相似的化合物，经静脉注射后会大量聚集在恶性肿瘤细胞内，专业医生就可以根据患者各部位的浓聚情况进行疾病诊断。因此，PET 检查可区分良性肿瘤、恶性肿瘤和正常组织，多用于肺癌、乳腺癌、大肠癌、卵巢癌、淋巴瘤和黑色素瘤等的检查，诊断准确率高达 90%。PET 检查对病灶的发生部位、范围、病灶的分期、是否有必要开展手术等有着重要的临床指导作用。

在神经系统疾病和精神疾病方面，PET 设备可用于癫痫疾病的诊断、老年痴呆的早期诊断、帕金森等疾病的病情诊断和脑梗塞患者各部位组织的受损情况的诊断。目前来看，PET 检查在精神病的病理诊断和治疗效果评价方面已经显示出独特的优势，有望在不久的将来取得突破性进展。在艾滋病脑病的治疗和戒毒治疗等的新药开发中有重要的临床价值。

在心血管疾病方面，PET 设备可提早检测出冠心病心肌缺血的发作部位和病灶范围，便于医生进一步诊断是否需要溶栓治疗、安放冠脉支架或实施冠脉搭桥手术。专业设备结合药物的负荷状况，并对心肌血流量进行分析，可以测定患者的冠状动脉的储备能力，用于冠心病的疾病诊治。

早期肿瘤可治愈，但由于大部分人对自身健康状况关注程度不够，在发现患病时，病情通常已发展至中后期，错过了最佳治疗时机，因此肿瘤的常规筛查不可轻视。高级健康体检中，因 PET 设备可以非侵入方式较为全面地捕获身体各部位的功能状态和组织形态，因此是开展疾病筛查的最佳手段。然而，由于 PET 检查的费用高昂，因此 SPECT 检查仍是目前较为普遍的疾病筛查方式。

1.3　公共数据集

多年的医疗实践业已积累了大量核医学成像数据，部分以公共数据集的形式实现了共享。本节简要介绍医学图像数据通信标准和几个典型的公共数据集。

1.3.1　数据通信标准

1. DICOM 标准

在医学影像信息学的发展和医学影像存档与传输系统(picture archiving and communication system，PACS)的应用历程中，因医疗设备生产厂商不同，不同设备捕获并输出的医学图像在存储格式和传输方式等方面千差万别，使得医学影像及其相关信息在不同系统、不同应用之间的交换受到严重阻碍。为此，美国放射学会和全美电子厂商联合会联合组成委员会，在参考其他相关国际标准的基础上，推出了医学数字图像成像与通信标准(digital imaging and communications in medicine，DICOM)。

从 1985 年的 DICOM 1.0 版本到 1988 年的 DICOM 2.0 版本，再到 1993 年发布的 DICOM 3.0 版本，DICOM 已成为医学影像信息学领域的国际通用标准。目前，广泛使用的标准是 DICOM 3.0。

2. DICOM 3.0 的组成部分

DICOM 3.0 标准具有很好的可扩展性，它由多个独立的部分组成，可单独对某部分进行扩充而不必重新发布整个标准，而且各部分易于增加和修改内容并放入附录。目前 DICOM 3.0 标准由十五个部分组成，其中，第一~九部分的内容及其关系如图 1-3-1 所示。

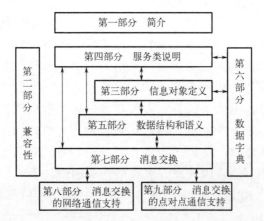

图 1-3-1　DICOM 标准中各组成部分之间的关系

第一部分：简介，简要介绍了 DICOM 的概念及其整体构成。

第二部分：兼容性，精确定义了如何声明 DICOM，要求制造商精确地描述其产品的 DICOM 兼容性，即构造一个该产品的 DICOM 兼容性声明，它包括选择什么样的信息对象、服务类、数据编码方法等，每个用户都可以从制造商处得到这样一份声明。这样，用户就可以选择符合 DICOM 兼容性声明的产品实现互联互通。

第三部分：信息对象定义，此部分定义了信息对象和信息对象类。许多信息对象定义(information object definition，IOD)中有若干组属性类似，将这些组集中在一起便形成了一系列多个 IOD 均可使用的公共模块。

第四部分：服务类说明，定义了多个服务类，详述了作用于信息对象上的命令及其产生的结果。一个服务类可对应于一个或多个命令，作用于一个或多个信息对象。

第五部分：数据结构和语义，描述了怎样对信息对象类和服务类进行构造和编码。它给出了构造数据流所必需的编码规则，使之可通过消息(在第七部分说明)进行传递。

第六部分：数据字典，指出所有信息对象由数据元素组成，数据元素是对属性值的编码。数据字典是所有可表达信息的 DICOM 数据元素的集合。

第七部分：消息交换，定义了进行消息交换通信的医学图像应用实体所用到的服务和协议。消息是在两个交互的 DICOM 应用实体之间进行交换的、符合消息交换协议的数据单元，它包含一个命令流和一个数据流。

第八部分：消息交换的网络通信支持，说明了在网络环境下的通信服务和支持 DICOM 应用进行消息交换所需要的上层协议。目前，DICOM 支持传输控制协议/网际协议(transmission control protocol/internet protocol，TCP/IP)和国际标准化组织(International Standardization Organization，ISO)的开放系统互联(open system interconnection，OSI)协议。

第九部分：消息交换的点对点通信支持，指定了与 ACR-NEMA 2.0 兼容的点对点通信的服务和协议，详述了物理接口和信号协议。但点对点通信接口与 OSI 和 TCP/IP 网络环境连接时需要一个网络接口单元。

其他几个部分的定义分别为：第十~十二部分定义了存储媒体和数据交换的文件格式、存储媒体运用的描述、数据交换的存储功能和媒体格式；第十三部分是打印管理中关于如何支持点对点通信的说明，描述了 DICOM 打印用户和打印提供者点对点连接的建立所需的服务和协议；第十四部分为灰度标准显示函数，描述了显示灰度图像的标准函数，提供了测量特定显示系统特征曲线的方法；第十五部分定义了 DICOM 安全模型。

3. DICOM 3.0 的特点

DICOM 的早期版本仅适用于点到点的数据传送，而 DICOM 3.0 支持基于 OSI

和 TCP/IP 等通用工业标准的网络环境，从而为远程医疗创造了条件。DICOM 3.0 规定了医疗设备如何对数据交换及相关指令做出反应，它利用服务类别（service class）的概念具体规定了有关指令及数据的语义；定义了规范标准的级别，明确描述了为达到特定级别而必须采用的规范声明；支持对新特性的扩展；引入了广义的信息对象（information object）概念，信息对象不仅包括图形和图像，还包括检查、报告等广义上的各种信息对象；建立了可唯一标识各种信息对象的方法，对网络环境下清晰定义信息对象之间的关系具有重要意义。DICOM 3.0 标准的制定使得医学图像及各种数字信息在计算机间的传输有了统一标准。

事实上，DICOM 通信接口是 PACS 系统非常重要的功能之一，它解决了符合 DICOM 标准的不同厂商的各种医疗设备的通信问题。随着越来越多的医疗机构对 PACS 系统的认可和采用，在购置新的医疗设备时，通常把能否提供符合 DICOM 标准的网关看作设备的重要选型指标。

1.3.2　数据集描述

SPECT 和 PET 均以患者体内发射的 γ 射线作为成像源，统称发射型计算机断层成像（emission computed tomography，ECT），以区别于 X 射线、CT 所采用的透射型计算机断层成像（transmission computed tomography，TCT）。ECT 所提供的放射性药物分布的三维视角更多反映了患者的代谢和生理学状况。相较于结构医学图像数据，目前可公开获取的核医学图像数据集仍然偏少。

1. FDG-PET 数据集

FDG-PET 数据集（https://wiki.cancerimagingarchive.net/display/Public/Soft-tissue-Sarcoma）是麦吉尔大学健康中心使用 PET/CT 扫描仪（GE 公司的 Discovery ST 设备）和 MR 设备收集的数据集。该数据在采集过程中，患者静脉注射中位数为 420 MBq（范围为 210～620 MBq）的 FDG，约 60 分钟后使用多个体位做全身 2D 成像，每个体位的中位数为 180 秒（范围为 160～300 秒）。使用有序子集期望最大化（ordered subset expectation maximization，OSEM）迭代算法重建 PET 衰减校正图像（轴向平面）。

在 MRI 数据的收集过程中，12 名患者在该中心内完成收集、39 名患者在外部机构获得，选择临床方案中常规使用的三种类型的 MRI 序列，即 T1 加权、脂肪饱和 T2 加权序列、短时翻转恢复序列（short time inversion recovery，STIR）。

2. Lung-PET-CT-Dx 数据集

Lung-PET-CT-Dx 是在肺癌诊断过程中收集的大规模 CT 和 PET/CT 数据集（https://wiki.cancerimagingarchive.net/pages/viewpage.action?pageId=70224216），由

受试者的 CT 和 PET-CT 数据集的 DICOM 图像组成，带有 XML 标注文件，这些文件用边界框指示肿瘤位置。这些图像是从疑似肺癌的患者中以回顾性方式获取的，患者接受了标准护理肺活检和 PET/CT 检查。根据组织病理学诊断对受试者进行分组，其中，姓名/ID 字符串中的字母 "A" 代表腺癌、"B" 代表小细胞癌、"E" 代表大细胞癌、"G" 代表鳞状细胞癌。

检查前，患者禁食至少 6 小时，每位患者血糖均低于 11 mmol/L。在静脉注射 18F-FDG（4.44MBq/kg，0.12mCi/kg）60 分钟后进行全身扫描，患者在 PET 扫描仪中采取仰卧位。FDG 剂量和摄取时间分别为 168.72～468.79 MBq（295.8 ± 64.8MBq）和 27～171 分钟（70.4±24.9 分钟）。在 PET 和 CT 采集期间，允许患者正常呼吸；PET 图像的衰减校正使用 CT 数据和混合分割方法；使用 CT 协议（180 mAs、120 kV、1.0 pitch）进行衰减校正。CT 分辨率为 512×512 像素、1mm×1mm，PET 分辨率为 200×200 像素、4.07 mm×4.07 mm，层厚、层间距为 1mm。两个卷都用相同数量的切片重建。从颅底到股骨中部进行三维发射和透射扫描。PET 图像通过 TrueX TOF（time of flight）方法重建，切片厚度为 1mm。

3. ACRIN-FLT-Breas 数据集

ACRIN-FLT-Breast 数据集（https://wiki.cancerimagingarchive.net/pages/viewpage.action?pageId=30671268）源自 ACRIN 6688 的多中心临床试验，目的是将新辅助化疗（neoadjuvant chemotherapy，NAC）早期原发肿瘤中通过 ^{18}F-FLT PET 成像测量的变化与病理完全缓解（pathologic complete response，pCR）在局部晚期乳腺癌患者中进行关联。参与研究的 90 名患者进行 3 次 ^{18}F-FLT/CT 成像，但仅有 43 名患者完成了全部三项扫描、54 名患者进行了治疗前后扫描。

参 考 文 献

陈雄，2015. PET、CT 成像原理、优势及临床应用[J]. 医药前沿，5(6)：378-380.

崔玉贵，杨奕，曹志义，等，2007. 直接数字化 X 线摄影技术[J]. 影像技术，(2)：57-60.

郭铄，周诚，陈涓，等，2014. 能谱 CT 对良、恶性甲状腺结节的鉴别价值[J]. 医学影像学杂志，(5)：712-715.

李广义，李军，刘松涛，等，2004. PET/CT 成像原理概述[J]. 医学影像学杂志，14(8)：681-683.

马寄晓，刘秀杰，2012. 实用临床核医学[M]. 北京：中国原子能出版社.

倪鸣飞，王丽君，董越，等，2012. 能谱 CT 成像鉴别诊断良恶性甲状腺结节[J]. 中国医学影像技术，(9)：1642-1645.

孙涛，韩善清，汪家旺，2010. PET/CT 成像原理、优势及临床应用[J]. 中国医学物理学杂志，

27(1): 1581-1582.

谭天秩, 2003. 临床核医学[M]. 2版. 北京: 人民卫生出版社.

王纯正, 1993. 超声学[M]. 北京: 人民卫生出版社.

王军, 2014. 磁性氧化铁纳米颗粒的制备及其磁共振成像研究[D]. 桂林: 桂林理工大学.

王荣福, 2006. 肿瘤 PET 药物的现状和展望[J]. 核化学与放射化学, 28(2): 7.

王新征, 2017. 大型回转体超声成像检测技术研究[D]. 南京: 南京理工大学.

王怡, 詹林盛, 2007. 活体动物体内光学成像技术的研究进展及其应用[J]. 生物技术通讯, 18(6): 1033-1035.

向伟楚, 邱怀明, 刘忠, 等, 2007. X 线数字影像(DR)的特点[J]. 中国医疗设备, 22(4): 89-90.

周影, 周春根, 江滨, 2021. 生物光学成像技术在干细胞应用中的研究进展[J]. 中华细胞与干细胞杂志, 11(3): 189-192.

Aloj L, Caracó C, Jagoda E, et al, 1999. Glut-1 and hexokinase expression: Relationship with 2-fluoro-2-deoxy-D-glucose uptake in A431 and T47D cells in culture[J]. Cancer Research, 59(18): 4709-4714.

Blankenberg F G, Strauss H W, 2010. Nuclear medicine applications in molecular imaging[J]. Journal of Magnetic Resonance Imaging, 16(4): 352-361.

Blasberg R G, Gelovani T J, 2003. Molecular-genetic imaging: Current and future perspectives[J]. Journal of Clinical Investigation, 111(11): 1620-1629.

Coenen H H, Johannes E, 2018. 18F-labelling innovations and their potential for clinical application[J]. Clinical and Translational Imaging, 6(3): 169-193.

Joo I, Lee J M, Lee D H, et al, 2017. Preoperative assessment of pancreatic cancer with FDG PET/MR Imaging versus FDG PET/CT plus contrast-enhanced multidetector CT: A prospective preliminary study[J]. Radiology, 282(1): 149-159.

Phelps M E, 2000. PET: The merging of biology and imaging into molecular imaging[J]. Journal of Nuclear Medicine, 41(4): 661-681.

Sadik M, Jakobsson D, Olofsson F, et al, 2016. A new computer-based decision-support system for the interpretation of bone scans[J]. Nuclear Medicine Communications, 27(5): 417-423.

Schfers K P, 2003. Imaging small animals with positron emission tomography[J]. Nuklearmedizin Nuclear Medicine, 42(3): 86-89.

Sharma V, Luker G D, Piwnica-Worms D, 2002. Molecular imaging of gene expression and protein function in vivo with PET and SPECT[J]. Journal of Magnetic Resonance Imaging, 16(4): 336-351.

Shields A F, Grierson J R, Dohmen B M, et al, 1998. Imaging proliferation in vivo with [F-18] FLT and positron emission tomography[J]. Nature Medicine, 4(11): 1334-1336.

Thientunyakit T, Sethanandha C, Muangpaisan W, et al, 2018. Implementation of [18F]-labeled amyloid brain PET imaging biomarker in the diagnosis of Alzheimer's disease: First-hand experience in Thailand[J]. Nuclear Medicine Communications, 39(2): 186-192.

Wang H, Udupa J K, Odhner D, et al, 2016. Automatic anatomy recognition in whole-body PET/CT images[J]. Medical Physics, 43(1): 613-629.

Weissleder R, Mahmood U, 2001. Molecular imaging[J]. Radiology, 219(2): 316-333.

Zhang M, Li S, Zhang H, et al, 2020. Research progress of 18F labeled small molecule positron emission tomography(PET) imaging agents[J]. European Journal of Medicinal Chemistry, 205: 112629.

第 2 章 数据分析技术

本章对核医学图像分析中较为常用的数据扩展技术、区域切分技术、图像矫正技术、模型构建技术做概况性介绍。

2.1 数据扩展技术

数据集的大小是制约深度学习模型性能的主要因素，小数据集上训练的模型通常面临泛化能力弱和容易出现过拟合的问题。然而，由于患者规模较小及隐私保护的要求，收集大量医学影像数据十分困难。特别是，因当前核医学临床实践更多应用于肿瘤等疾病的筛查和诊断，收集大量核医学影像数据显得更加困难。数据扩展是基于已有样本应用特定技术生成新样本的数据分析研究分支，扩展样本可在一定程度上缓解图像样本不足和类不均衡问题，从而帮助提升深度学习模型的性能。本节以 SPECT 骨扫描图像及肺灌注图像为对象，提出基于几何变换和基于对抗学习的核医学图像数据扩展技术。

2.1.1 基于几何变换的扩展

图像几何变换(geometric transformation)也称图像空间变换，它完成将一幅图像中的坐标位置映射到另一幅图像中新坐标位置的任务。几何变换不改变图像的分布，只在二维平面上进行像素的重新安排。常见的图像几何变换主要包括图像镜像、图像平移和图像旋转，下面将分别予以介绍。

1. 图像镜像

图像镜像(image mirroring)也称作图像翻转，是最常见的图像几何变换技术。在标准 SPECT 扫描中，一次检查输出前位和后位两幅图像，每幅图像本质上是数据矩阵，其元素是代表所捕获的放射性药物强度的计数值。因数据未能成功记录在检查中不可避免，因而存在仅有前位或仅有后位图像的现象。图像镜像不仅可以扩展样本量，而且有助于提升模型的泛化能力。

假定输入点 (x_i, y_i)，按式 (2-1-1) 镜像后的输出点 (x_0, y_0) 表示为

$$\begin{bmatrix} x_0 \\ y_0 \\ z_0 \end{bmatrix} = \begin{bmatrix} -1 & 0 & w \\ 0 & 1 & 0 \\ 0 & 0 & 1 \end{bmatrix} \begin{bmatrix} x_i \\ y_i \\ 1 \end{bmatrix} \tag{2-1-1}$$

2. 图像平移

图像平移(image translation)是将图像中所有像素点按照给定的平移量进行水平或垂直移动的处理，即整体改变图像的位置。假定平移步长为 ζ，式(2-1-2)和式(2-1-3)分别给出了图像水平和垂直移动后的输出。

$$(x_0, y_0) = \begin{bmatrix} x_i \\ y_i \end{bmatrix} + \begin{bmatrix} \zeta \\ 0 \end{bmatrix} \tag{2-1-2}$$

$$(x_0, y_0) = \begin{bmatrix} x_i \\ y_i \end{bmatrix} + \begin{bmatrix} 0 \\ \zeta \end{bmatrix} \tag{2-1-3}$$

3. 图像旋转

图像旋转(image rotation)本身不改变图像中像素值的大小，可用于模拟患者在检查过程中可能存在的体位偏差。假定旋转角度为 θ，式(2-1-4)给出了经旋转后的输出 (x_0, y_0)。

$$\begin{bmatrix} x_0 \\ y_0 \end{bmatrix} = \begin{bmatrix} \cos\theta & \sin\theta \\ -\sin\theta & \cos\theta \end{bmatrix} \begin{bmatrix} x_i \\ y_i \end{bmatrix} \tag{2-1-4}$$

几何变换通过扩展样本可提升模型的泛化能力，时间复杂度低，同时不会改变图像中像素的空间分布，而且可根据需要扩展归属不同类的样本的数量，能在一定程度上解决样本不平衡的问题。

2.1.2　基于对抗技术的扩展

生成对抗网络(generative adversarial network，GAN)是典型的生成式深度学习模型，常用于图像的重建和数据扩展任务。GAN 网络中的生成器具有生成数据样本的能力，这种能力在一定程度上反映了模型对事物的理解，使得 GAN 有望加深对人工智能理解层面的研究。

1. GAN 网络的构成

GAN 网络主要由生成网络(生成器 G)和判别网络(判别器 D)组成，其中，生成网络接收一个随机噪声 z，通过该噪声生成图片，记做 $G(z)$；判别网络判断一幅图是不是"真实的"，输出 $D(x)$ 代表 x 是否为真实图的概率，若 $D(x)=1$，代表是 100%真实的图，若 $D(x)=0$，代表不可能是真实的图。

GAN 以无监督学习方式训练网络，能够产生清晰、逼真的样本，在图片风格迁移、超分辨率、图像补全和图像去噪等领域有着广泛的应用价值。相较其他生成模型如玻尔兹曼机，GAN 仅使用了反向传播，因而避免了损失函数设计困难的限制,将更多工作交由网络中的对抗训练完成。然而,GAN不适用于处理离散形式的数据(如文本),而且存在训练不稳定、梯度消失和模型崩溃的风险。

2. DCGAN 用于数据扩展

深度卷积生成对抗网络(deep convolutional GAN,DCGAN)是 GAN 的最新发展成果,不同于基于全连接层实现生成器和判别器的原始 GAN 网络,DCGAN 的判别器利用卷积层实现,生成器利用转置卷积层实现,此操作大大降低了网络的参数量,同时图像的生成效果也大幅度提升。

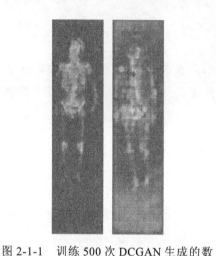

图 2-1-1 是利用 DCGAN 网络模型生成的核医学图像数据,可以看出,虽然生成的图像尚不能很好地反映真实数据中的细节,但对于病灶区域的学习效果比较明显,因而可支撑基于深度学习的图像分类或目标检测等任务。

基于 DCGAN 网络的数据集扩展技术有利于病灶点的生成,如图 2-1-1 右图中的骨转移热区。但对于人体轮廓及其细节信息的生成仍较为粗糙,主要原因是 SPECT 图像的低分辨率特性和模型训练次数的不足。

不同于基于几何变换的图像生成技术,生成对抗模型所生成的图像是伪真数据,与原始数据有着不同的分布。然而,生成对抗

图 2-1-1　训练 500 次 DCGAN 生成的数据(左:关节炎图像;右:骨转移图像)

技术可在较大样本集上生成大量图像样本,是减轻甚至消除深度学习模型过拟合和样本不均衡问题的可选方案。

2.2　图像区域切分技术

核素 SPECT 骨显像图像的空间分辨率较低,图像在视觉上经常存在骨骼和背景粘连的现象,加上注射点和尿道外可能存在的放射性药物污染,为传统分类、分割方法在全身骨扫描显像的分析与处理带来了挑战。本节聚焦于全身骨显像的局部感兴趣区域(region of interest,ROI),提出面向 SPECT 全身骨显像图像的区域切分方法,以自动提取全身骨显像图像中的不同目标区域。

2.2.1　骨骼区域切分

面向 SPECT 全身骨显像数据的骨骼区域切分方法,由数据预处理、人体区域切分和目标区域获取三个主要步骤构成。

1. 数据预处理

　　数据预处理由数据去噪和人体骨骼区域提取两个阶段构成。其中，在数据去噪阶段，首先对临床骨显像历史图像数据矩阵的放射值进行统计，并以放射值作为横坐标、放射值的计数作为纵坐标绘制直方图；然后，在直方图中选取与背景值相差最小的放射值作为阈值，背景值设定为 0，即选取最接近 0 的放射值作为阈值；最后，根据阈值对全身骨显像数据矩阵进行阈值化去噪，将小于阈值的放射值归为背景值，大于阈值的放射值保持不变。照此过程，便可得到去噪后的全身骨显像数据矩阵。经过大量实验验证，当阈值设置为 5 时，所提出的方法具有较好的去噪性能。也就是说，对于骨显像数据矩阵中的每一个元素，若该元素的放射值小于 5，则将其放射值归为背景值，即归为 0；否则，该值保持不变。经上述阈值化去噪便可得到去除人体骨骼区域体外放射污染的"干净"数据。

　　为更加精确查找骨显像图像中人体骨骼的切分特征点，需提取去噪后数据中的人体骨骼区域。具体操作包括：对去噪后的全身骨显像图像矩阵，进行矩阵全局扫描，以矩阵左上角为坐标原点，以行为 x 轴、列为 y 轴，自上而下对行做遍历扫描，选取第一个包含非背景值的行作为起始行，统计每行非零点的个数。此处所谓非背景值即为放射值，代表 SPECT 设备捕获到的体内残留的核素显像剂，通过选取第一个包含不为 0 值的行作为起始行，也即人体骨骼区域中头骨上方，再将矩阵翻转 180°，重复以上操作，得到足骨的下方位置。图 2-2-1 给出了从大小为 1024×256 的全身骨显像数据矩阵中提取到的人体骨骼区域的示例，消除非人体骨骼的区域还有助于减少模型的计算量。

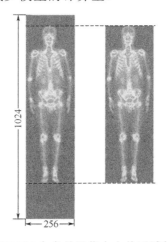

图 2-2-1　SPECT 全身骨显像中人体区域的提取示例

2. 人体区域切分

结合人体形态学知识，应用统计学分析技术，面向全身骨骼选取第一切分特征点、第二切分特征点和第三切分特征点，将人体区域划分为头部区域、躯干区域、盆骨区域和腿部区域，实现人体区域的切分。

(1) 多项式曲线拟合：对每个全身骨骼图，进行非背景值计数统计，获取每行矩阵中非背景值的个数，以行数作为横坐标(x轴)，非背景值的个数作为纵坐标(y轴)，绘制第一统计图，并进行多项式曲线拟合，得到第一拟合曲线(图 2-2-2)。为了确保能获得较好的曲线拟合效果，实验中多项式指数范围设置为[50，70]。

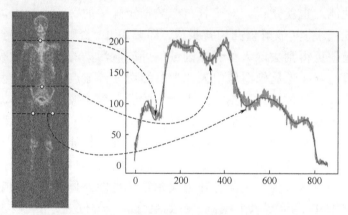

图 2-2-2　基于多项式曲线拟合的特征切分点

(2) 特征切分点获取：根据人体形态学特征并应用第一拟合曲线，选取第一切分特征点、第二切分特征点和第三切分特征点。具体而言，在第一拟合曲线中选取处于第一预设范围内的极小值或最小值作为第一切分特征点，其范围为人体区域对应的数据矩阵行的 10%～20%；选取处于第二预设范围内的极小值或最小值作为第二切分特征点，其范围为人体区域对应的数据矩阵行的 25%～45%；选取处于第三预设范围内的极小值或最小值作为第三切分特征点，其范围为第二切分特征点所在行至人体区域对应的数据矩阵行的 70%。从而根据人体的形态学特征，确定人体区域切分特征点，即人体区域对应矩阵的特征行。

(3) 误差的个性化处理：考虑到骨显像成像的特点及曲线拟合造成的误差，本节提出一种针对特征切分点误差的个性化处理方法。具体而言，考虑到颈部、腰椎及股骨长度的差异，将第二切分特征点上移 β 行并将第三切分特征点所在行上移 r 行，由此进行误差处理。具体地，β 的取值范围为(5，10)，r 的取值范围为(10，20)。

根据上述切分特征点将人体骨骼区域切分为头部区域、躯干区域、盆骨区域和腿部区域。图 2-2-3 给出了人体不同区域的切分结果。

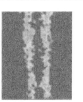

(a)头部　　　　　　　(b)躯干　　　　　　(c)盆骨　　　　　　(d)腿部

图 2-2-3　特征点切示例

3. 胸腔区域获取

根据全身骨显像图像中的躯干部分，应用曲线拟合方法选取肩部切分点，对躯干区域做左、右上肢切分，得到胸腔区域、左上肢和右上肢。具体而言，胸腔区域切分包括如下四个步骤。

(1)脊柱切分点的获取：将躯干区域做逆时针 90° 旋转，并进行非背景值计数，得到每行数据矩阵中的非背景值个数；以行数作为横坐标，非背景值的个数作为纵坐标，绘制第二统计图，并进行曲线拟合，得到第二拟合曲线。图 2-2-4(a)给了第二统计图及第二拟合曲线。脊柱为核素显像剂的浓聚区域，由人体特性学可得，第二拟合曲线的最大值点为脊柱特征切分点，并根据脊柱特征点将躯干区域切分为左躯干和右躯干区域。

(2)肩部切分点的获取：对于左躯干区域，首先对图像逆时针旋转 90°，并按行进行非背景值计数，得到每一行所包含的非背景值的个数；以行数作为横坐标，非背景值的个数作为纵坐标，绘制第三统计图，并进行曲线拟合，得到第三拟合曲线，见图 2-2-4(b)。

基于人体形态学知识，以旋转之后的左躯干对应数据矩阵的行数作为高度 x，左肩部切分特征点的范围为 20%～70%，并选取这一范围内的最小值点作为左肩部切分特征点。同理，对于右躯干进行旋转，并按行进行非背景值计数，绘制第四统计图，并得到第四拟合曲线。图 2-2-4(c)给出了基于人体形态学进行右切分点获取的结果。

(3)误差的个性化处理：为了进一步减小因曲线拟合带来的误差，同时确保左、右胸腔区域包含完整的骨骼信息，本节提出肩部切分点的个性化误差处理方法。具体而言，在进行左、右肩部切分点获取时，将左、右切分特征点分别右移 α 行、左移 β 行，以实现肩部切分点的获取，其中，α、β 的取值范围均为(0, 5)。

将上述左、右肩部切分点进行组合，对躯干区域进行左、右上肢切分，便得到胸腔区域、左上肢区域和右上肢区域(图 2-2-4)。

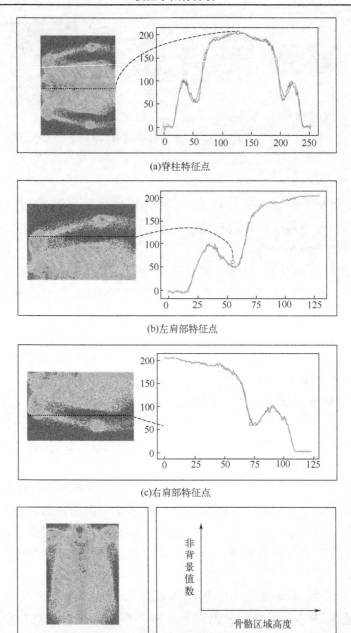

(a)脊柱特征点

(b)左肩部特征点

(c)右肩部特征点

(d)胸腔区域

图 2-2-4　基于曲线拟合的胸腔提取切分点查找过程

2.2.2　非病变区域切分

SPECT 图像分割的早期研究工作采用主动轮廓及其变形方法，实现器官或身体部位的分割。然而，基于主动轮廓的传统分割只能实现目标的分离，无法实现不同类别目标的识别。本节以 SPECT 全身骨扫描图像为对象，结合人体形态对称性、统计学和多项式拟合等相关知识，提出面向 SPECT 骨扫描数据的人体非病变热区切分方法。

非病变热区在 SPECT 图像中呈现为高放射值的浓聚区域，会直接影响临床医生对真正病灶点的准确判断。骨骼一旦受疾病侵蚀发生密度、结构改变时，就成为放射性药物的高吸收区。然而，相比注射点和膀胱等部位的药物残留浓度，病灶区域的药物浓度明显偏低。以示区分，本书将存在于注射点和膀胱区域的高放射值称为非病变热区。非病变热区区域的极高放射值会引发"大数吃小数"现象，使得病灶无法被有效辨识而出现漏诊事件。图 2-2-5 给出了膀胱区域去除前后的效果对比。

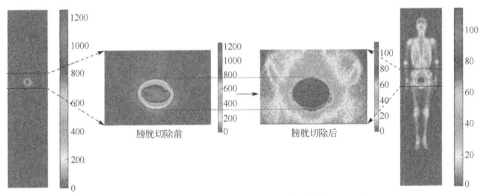

图 2-2-5　非病变膀胱区域切分前后的效果对比

与病灶位置的随机性不同，非病变热区区域有着相对固定的位置，即注射点浓聚常见于上臂、代谢浓聚存在于膀胱。因此，如图 2-2-6 所示，SPECT 图像中非病变热区的判定由定位、检测和识别三个主要步骤构成。

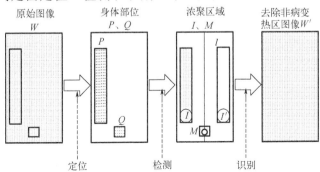

图 2-2-6　SPECT 图像中非病变热区的识别与消除

定位阶段依据人体的对称性及比例结构,从给定的原始图像 W 中分离出腕臂 P 和膀胱区域 Q,这些区域是以骨骼构件为单位的粗粒度图像区域;检测阶段根据提取出的身体部位 P 和 Q,运用聚类算法检测浓聚区域 I、M,如计算机视觉领域常用的均值漂移(meanshift)算法,这些区域是以骨骼位置为单位的较细粒度的图像区域;识别阶段应用带误差的中线对称检测技术,识别浓聚区域是否为注射浓聚或代谢浓聚。对于设定的误差常数 δ_{inj},若图像中可检测到 $I' = I \pm \delta_{inj}$,则判定 I 为注射点浓聚,否则为病灶浓聚区域,这是因为 SPECT 成像中真正的病灶通常以非对称方式出现;对于设定的误差常数 δ_{bla},若图像中可搜索到 $I' = I \pm \delta_{bla}$,则判定 M 为膀胱浓聚,否则为病灶浓聚区域。常数 δ_{inj} 和 δ_{bla} 以经验方式确定且确保 δ_{inj} 远大于 δ_{bla}。

对于识别到的非病灶浓聚区域,可用其周围的像素值做平滑处理以消除这些干扰因素。下面将详细介绍注射点和膀胱区域的切分步骤。

1. 注射点的检测与切分

手臂上可能存在注射点或残留于皮肤表面的药物,因此应先判断该热区是否为病变区域,再决定是否进行切除操作。图 2-2-7 给出了注射点的切分流程。

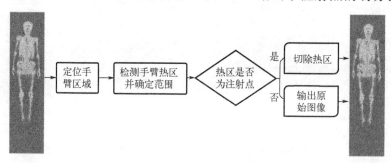

图 2-2-7 注射点切分流程

首先,根据人体的对称性,从原始图像中获取左臂 P 和右臂 Q;然后,分别提取 P 和 Q 中热区范围 I 和 M,结合上臂与前臂的比例 1∶1.32 确定手臂中的骨骼区域;最后,若手臂中的骨骼区域与热区的交集大于阈值 m,则识别该热区为病变热区,根据已知的热区范围进行切除操作;反之,则识别该热区为非病变热区,输出原始图像。

2. 膀胱区域切分

在获取无膀胱的骨盆区域时,由于后位图中脊柱显像区域的药物残留明显,使得膀胱区域显像时后位图略小于前位图。因此,先对后位图进行镜像操作,得到 Mirror(POST);然后确定 Mirror(POST)中各切分点和膀胱区域的范围,再以该范围值切除前位图中的膀胱区域。切除非病变膀胱区域的流程如图 2-2-8 所示。

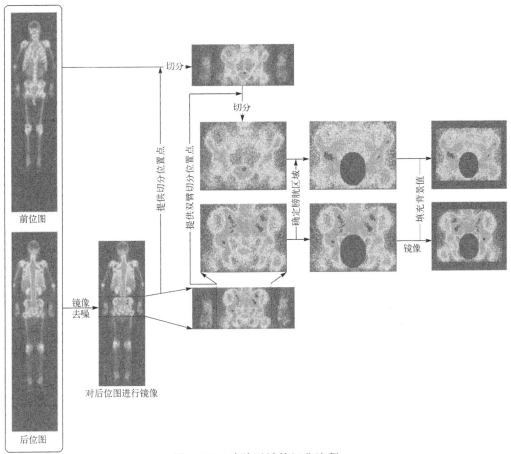

图 2-2-8　膀胱区域的切分流程

　　膀胱区域切分的主要步骤为：①对 1024×256 全身 SPECT 图像进行全局扫描，确定非人体成像区域的最大元素值，即为噪声阈值 NT，对于每幅 SPECT 图像而言 NT 均为固定值，并将小于 NT 的元素值设为背景值，逐行统计骨扫描数据矩阵中非背景值元素的个数，确定头部上切分点和双脚下切分点，获得仅包含人体成像区域图像；②逐行统计镜像图像 Mirror(POST) 中非背景值元素的个数，并绘制曲线进行拟合，由拟合曲线中极值点位置结合人体形态学相关特征提取人体骨盆区域。需要说明的是，骨盆的下切分点由骨盆上切分点右侧的极大值点加随机变化范围确定；③经第②步得到的初始骨盆区域包含身体两侧的部分手臂，通过逐列统计非背景值个数、绘制曲线并拟合的方式切除骨盆两侧的手臂，仅提取骨盆成像区域；④经第③步得到了最终骨盆区域，结合人体形态学确定膀胱区域中心点、分别以中心点处行和列的元素值为纵坐标绘制曲线确定膀胱区域范围并切除；⑤根据以上切分后位图时确定的各切分点和膀胱区域范围，实现前位图膀胱区域的切除。

2.3　畸变骨骼矫正技术

深度学习模型从大量样本中提取图像的层级特征，进而完成分类、分割或者目标检测等任务。然而，对于 SPECT 图像而言，图像中包含的骨骼畸变对模型自动提取特征带来了挑战。本节提出基于人体形态特征的畸变骨骼矫正技术，并且根据畸变类型的不同将矫正技术分为肩颈矫正和脊柱矫正两个子部分。

2.3.1　图像中肩颈的矫正

全身骨扫描图像存在肩颈歪曲的可能原因有两个，一是在长时间的扫描过程中，患者平躺歪曲造成的肩颈倾斜；二是因疾病或外因导致的患者骨骼系统的不可逆倾斜。本节提出肩颈倾斜的检测与矫正方法，由以下四个步骤构成。

1. 图像数据去噪

图像去噪的目的在于去除药物残留可能导致的骨骼轮廓不清，是肩颈矫正的首要处理步骤。本节提出基于阈值的图像数据去噪方法，具体见 2.2.1 节中图像预处理操作。给定像素 x，式 (2-3-1) 给出了基于阈值的去噪方法获得的去噪后的像素。

$$f(x) = \begin{cases} 0, & x < x_0 \\ x, & x \geq x_0 \end{cases} \tag{2-3-1}$$

其中，$x_0 = 5$ 时所提出的方法在实验数据集上获得了较好的性能。

2. 移除头部区域

为了方便确定患者左右肩的位置，需要从当前图像中移除头部区域。本节提出统计方法与人体形态学特征相结合的方法，实现头部区域的移除。首先，利用统计学方法对全身骨扫描图像的每一行放射值进行有效值统计，即将放射值大于 0 的像素看作有效放射值，并且将得到的有效值的个数绘制成曲线图；然后，将绘制成的曲线图进行多项式曲线拟合，如图 2-3-1 所示；最后，根据人体形态学特征，在拟合曲线中选取全身骨扫描图像中锁骨部位的极小值点作为特征点，即颈部划分点，然后截取颈部以下部位。

3. 确定左右肩

从经验角度出发，全身骨扫描图像中，若人体的左右肩所在点具有相同的纵坐标值，则认为人体骨骼不存在倾斜。仍旧采用基于人体形态结构的统计方法实现左右肩的判断。首先，根据图像中的每一行，自左向右逐像素查找值大于 0 的连续五个像素点，而且要保证自这五个像素下数三行的像素点同时大于 0；然后，从右往左执行上一步操作，找出连续的五个像素；最后，查找左侧 5 个像素点的中点和右侧 5 个像素点的中点，若左肩位置和右肩位置的纵坐标相等，即患者的双肩保持齐平，不需要矫正；否则，判定为双肩歪曲，需要做进一步矫正。

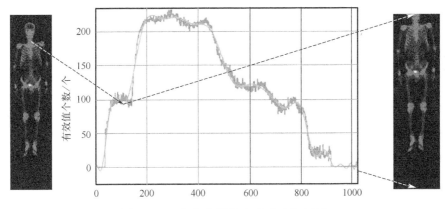

图 2-3-1　从全身图像中移除头部区域

4. 旋转矫正

假定"确定左右肩"步骤中找到的左肩坐标为 (x_L, y_L)、右肩坐标为 (x_R, y_R)，若 $x_L = x_R$，则认为此全身骨扫描图像的人体骨骼不需要肩颈矫正；反之 $x_L \neq x_R$，则认为人体骨骼肩颈部位不齐平，需要对此进行肩颈矫正。

本节提出的方法采用旋转矫正法实现矫正，即先将右肩颈坐标的横坐标值减去左肩颈的横坐标值得到 Δx，再将右肩颈坐标的纵坐标值减去左肩颈的纵坐标值得到 Δy，将 Δx 和 Δy 分别视作直角三角形的两条直角边，计算得到倾斜角，最后按照倾斜角的大小，对全身骨骼图像做整体旋转。图 2-3-2 给出了图像经肩颈矫正前后的效果对比。

将上述步骤产生的输出图（如图 2-3-2 中的右图），按前述步骤再做判断，若 $x_L = x_R$，则认为此全身骨扫描图像的人体骨骼不需要肩颈矫正；若 $x_L \neq x_R$，则认为此全身骨扫描图像的人体骨骼肩颈部位不齐平，需要对此进行肩颈矫正，此时先做旋转矫正然后再行判断，直到 $x_L = x_R$ 为止。

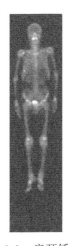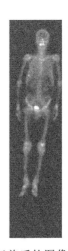

图 2-3-2　肩颈矫正前后的图像对比图（左：输入的去噪图；右：肩颈矫正后的输出图）

2.3.2　图像中脊柱的矫正

患者中不乏因病理性改变或外伤所致的脊柱弯曲者，本节提出脊柱弯曲的检测与矫正方法。在此假定，脊柱矫正之前已经做过肩颈矫正处理，且肩颈齐平。如图 2-3-3 所示，脊柱矫正由六个步骤构成。

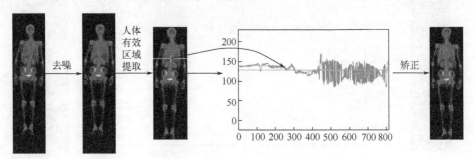

图 2-3-3　脊柱矫正流程图

1. 图像数据去噪

在脊柱矫正之前同样需要做数据去噪处理，方法同肩颈矫正部分。经此步骤，获得了不含噪声的"干净"的全身骨扫描数据。

2. 人体骨骼区域提取

从全身图像中剔除头骨上方区域和足骨下方区域，最终得到人体骨骼有效区域，见 2.2.1 节中人体区域提取。

3. 计算中点坐标

由人体形态结构的对称性可知，人体的左右骨骼对称且形状基本一致。基于此，所提出的方法需要提取全身图像中每行有效像素的中点横坐标，并将所有中点值组成一个数组。具体而言，对于每一行的像素从左到右进行统计，当遇到第一个有效放射值（大于 0）时将其横坐标记为 a，当遇到最后一个有效放射值时将其横坐标记为 b，根据式（2-3-2）可计算出中点的横坐标值 g。

$$g = \frac{b-a}{2} + a \tag{2-3-2}$$

4. 中点曲线平滑

放射性药物在病灶点和注射点处（假定未做注射点切分）的异常浓聚可能造成不同行之间的中点有效值曲线波动太大，针对此问题，采用多项式曲线拟合方法对中点曲线做平滑处理。首先,将中点数组中每个中点值视作纵坐标,而此行的纵坐标作为横坐标的值,绘制高次曲线;然后,将多项式拟合后的曲线绘制在同一坐标系中,便得到了如图 2-3-3 所示的平滑曲线。

5. 确定脊柱基准线

所谓脊柱基准线,是指图 2-3-3 中的水平直线,力求校准后的脊柱所在的点均应落在或紧靠该直线。基准线的确定取决于图像的尺寸,本节提出的方法将图像宽度的一半作为脊柱的基准线,如全身骨扫描图像的大小为 256×1024,其基准线为 $x=128$。

6. 像素倾斜处理

通过拟合曲线可以确定图像中膀胱以上的区域,接下来的任务是对该部分区域做倾斜矫正。应用拟合曲线,将整个行的有效值的中点移至基准线 $x=128$ 所在的位置,得到了矫正后的图像。其中,中点值大于 128 的像素向右倾斜,小于 128 的像素向左倾斜。

针对全身骨扫描图像,基于人体形态学特征,应用统计方法,本节提出了畸变骨骼的肩颈矫正和脊柱矫正方法。应用真实临床数据开展了大量实验验证,结果表明了所提出方法的可行性和有效性。

2.4　模型构建技术

本书所谓模型是指图像分类、分割和目标检测所采用的机器学习模型,它们均归属深度学习的范畴,不含传统机器学习算法。本节将从深度学习方法的介绍入手,对深度学习网络、激活函数和损失函数、优化算法、评价指标及图像数据标记技术做简要概述。

2.4.1　深度学习方法

深度学习(deep learning,DL)也称为表示学习(representation learning,RL),是机器学习的一个新兴领域,它通过建立类似于人脑的分层结构,从输入数据中逐级提取由底层到高层的特征,最终建立从底层数据到高层语义的映射关系。从方法论的角度讲,深度学习可分为监督学习、无监督学习、半监督学习和强化学习等四个子类。

1. 深度监督学习

深度监督学习技术的处理对象为有标签数据,对于每一个数据样本 x_t,均有其对应的类别标签 y_t。然而,模型的预测输出 $\hat{y}_t = f(x_t)$ 与真正的类别标签 y_t 之间

存在误差 $l(\hat{y}_t, y_t)$，也称作损失。模型训练的过程是不断调整网络参数，以逐渐减小误差的过程。

深度学习领域，最代表性的监督学习技术主要包括循环神经网络(recurrent neural network，RNN)和卷积神经网络(convolutional neural network，CNN)。RNN 可进一步划分为门控循环单位(gated recurrent unit，GRU)和长短期记忆(long-short term memory，LSTM)网络。

监督学习技术的优势在于可从先验知识中获得数据或生成输出，就训练角度而言，监督学习技术比其他技术更简单。然而，监督学习所处理的样本的类是已知的，当出现类未知的样本时，不仅需要耗费大量训练时间而且结果不可预测。

2. 深度无监督学习

无监督学习是输入到模型的训练数据与其所属类别之间的关系未知的学习技术，相反，样本与其所属类别需要模型通过学习获得。因此，不同于监督学习模型，无监督学习模型在训练时不需要人工标注的标签信息，即训练样本不带有任何标签。

无监督学习技术主要包括自编码(auto encoding，AE)模型、深度信念网络(deep belief network，DBN)和生成对抗网络(GAN)。目前，生成对抗网络是无监督学习领域最受关注和最具发展前景的技术。

虽然无须人工标签训练模型，但无监督学习不能提供关于数据排序和计算复杂性的准确信息，在部分应用领域，传统聚类方法仍旧是无监督学习的主流选择。

3. 深度半监督学习

半监督学习是监督学习和无监督学习相结合的一种学习方式，是模式识别和机器学习领域的热点研究分支。半监督学习模型基于大量未标记数据和少量已标记数据进行特征学习，与监督学习模型相比，半监督学习模型在训练时更为准确，训练成本更低。

尽管半监督学习取得了一定的成功，学术界提出了诸多性能卓越的半监督学习模型，但半监督学习的理论分析、提高半监督学习的抗干扰性和可靠性、随机化训练样例和参数的选取等方面仍有广阔的探索空间。此外，循环神经网络 RNN 也可用于半监督训练，以尽可能最小化标记数据的量，但存在不相关输入特征对当前训练数据误判的风险。文本分类是半监督学习技术应用的热点领域，这是由于获取大量带标注的文本数据面临极大的现实困难。

4. 深度强化学习

强化学习又称为评价学习或增强学习，是指智能算法在没有人为指导的情况下通过不断试错来提升任务性能的学习技术。按给定条件的不同，强化学习可分为基于模式的强化学习和无模式强化学习，也包括主动强化学习和被动强化学习。强化学习的变体包括逆向强化学习、层级强化学习和部分可观测系统的强化学习。求解强化学习问题所使用的算法可分为策略搜索算法和值函数算法两类。将强化学习应用于深度学习领域，便产生了深度强化学习。

2.4.2　深度神经网络

深度神经网络是深度学习的基础，理解深度神经网络的结构对于认识深度学习至关重要。概括而言，深度神经网络主要有三种基本结构：序列到序列网络、卷积神经网络和生成对抗网络。实际应用中，通常需要将这三类基本网络结构相互组合以获得满足问题求解要求的网络。

1. 序列到序列网络

序列到序列网络（sequence to sequence network，Seq2Seq）也称为编码器-解码器网络（encoder-decoder network）。Seq2Seq 网络最显著的特征是输入张量和输出张量长度可变，相比传统结构极大地扩展了模型的适应范围，可直接对序列转换问题建模，并以端到端的方式训练模型。Seq2Seq 网络的典型应用领域包括：自动翻译，将一种语言的单词序列转换为另一种语言的单词序列；语音识别，将声波采样序列转换为文本单词序列；自动编程机研究，将自然语言序列转换为语法树结构。Seq2Seq 所解决的问题的共性特征是：模型的输入和输出数据均为时间序列，如连续值语音信号/特征、离散值的字符；输入和输出序列长度均可不固定；输入和输出序列的长度没有对应关系。Seq2Seq 网络的结构如图 2-4-1 所示，整个网络由编码器网络和解码器网络两部分连接构成。

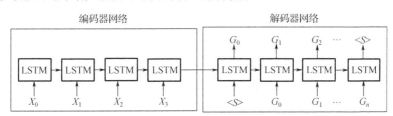

图 2-4-1　Seq2Seq 网络的结构

编码器网络通常是一个循环神经网络，网络节点一般使用 LSTM 实现，序列中第 t 个张量 x_t 的输出 y_t 依赖于之前的输出序列 $(y_0, y_1, \cdots, y_{t-1})$。输入序列 $(x_0, x_1, x_2, \cdots)$ 从前至后依次输入网络，整个序列处理完后得到最终的输出 Y 以及各层的隐藏状态 H。解码器网络是一个与编码器网络结构相同的循环神经网络，以

解码器的最终输出 (Y, H) 为初始输入，使用固定的开始标记 S 及目标序列 G 当作输入数据进行学习，目标是使在输入 X 下 Y 和 G 尽量接近，即损失度函数 $f(X)$ 取最小值。由于编码器网络的输出传递给了解码器网络，因此也能同时进行训练。网络模型学习完成后，将序列 X 输入编码器，并将起始标记 S 输入解码器，网络就会给出正确的对应序列。

2. 卷积神经网络

卷积神经网络是计算机视觉任务中频繁采用的一类深度学习网络，在图像分类等任务中具有出色的表现。卷积神经网络的核心构件包括卷积层、池化层和全连接层。

卷积层（convolutional layer）：卷积神经网络中每个卷积层由若干卷积单元组成，每个卷积单元的参数通过反向传播算法优化得到，以提取输入图像的不同特征，而更多层的网络能从低级特征中迭代提取更复杂的特征。卷积是一种有效提取图像中特征的方法，通常使用正方形卷积核遍历图上每一个像素点。

卷积操作可以理解为通过两个函数 $f(t)$ 和 $g(t)$ 生成第三个函数的一种数学算子，表征函数 $f(t)$ 与 $g(t)$ 经过翻转和平移的重叠部分的面积，$f(t)$ 与 $g(t)$ 的卷积公式为

$$f(g) * g(t) = \int_0^t f(u) g(t-u) \mathrm{d}u \tag{2-4-1}$$

卷积公式与拉普拉斯变换结果的关系为

$$F(s)G(s) = \int_0^\infty \mathrm{e}^{-st} (f(t) * g(t)) \mathrm{d}t \tag{2-4-2}$$

经卷积处理后的输出称作特征图（feature map），其大小 M 可按如下公式计算得到：

$$M = (S + 2 * P - K) / S_r + 1 \tag{2-4-3}$$

其中，S 为输入图的大小，P 为填充，K 为卷积核大小，S_r 为步长。

图 2-4-2 给出了卷积操作的示例，通过卷积核在图像上滑动，将图像点上的像素灰度值与对应的卷积核上的数值逐点相乘，然后将所有乘积相加作为卷积运算后的像素值，并最终滑动完整个图像区域。

池化层（pooling layer）：池化即下采样（down-sampling），目的是减少特征图的数量，它通过减少网络的参数来减小计算量，能够在一定程度上减轻模型训练的过拟合。采用局部相关性的思想，池化层通过从局部相关的一组元素中进行采样或信息聚合，从而得到新的元素值。

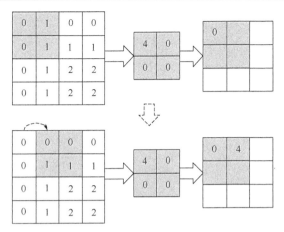

图 2-4-2　卷积过程（$K=2\times2$，$S_r=1$）

通常采用两种池化进行下采样：最大池化（max pooling），从局部相关元素集中选取最大的一个元素值；平均池化（average pooling），从局部相关元素集中计算平均值并返回。图 2-4-3 和图 2-4-4 给出最大池化和平均池化的示例。

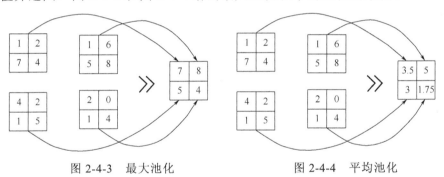

图 2-4-3　最大池化　　　　　　　　　图 2-4-4　平均池化

全连接层（fully connected layer）：全连接层在整个卷积神经网络中担当"分类器"的角色，它将模型学习到的"分布式特征表示"映射到样本标记空间。在实际使用中，全连接层可利用卷积操作得以实现。之所以叫全连接，是因为每个神经元与其前后相邻层的每一个神经元都有连接关系。图 2-4-5 所示的网络是一个简单的两层全连接网络，该网络的输入是特征，输出是预测的结果。对于输入的每一个特征图，通过一个和输入特征图大小一样的核卷积做点积运算，这样整幅图就变成了一个数（实数）。

3.　生成对抗网络

Goodfellow 等于 2014 年在神经信息处理系统大会（Conference and Workshop on Neural Information Processing Systems）上提出了生成对抗网络（GAN），如前所述，GAN是当前深度学习研究的重要方向之一，其目的是收集大量真实世界中的数据（如图

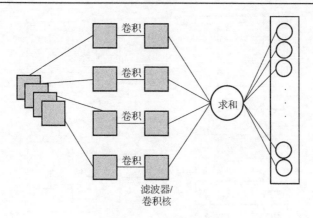

图 2-4-5　全连接结构

像、声音和文本等)，从中学习数据的分布模式，以产生尽可能逼真的"模拟"样本。GAN 在图像去噪、修复、超分辨率、结构化预测和强化学习等任务中表现出非凡的性能；另外，在数据样本缺乏的情况下，生成的模拟数据有助于协助神经网络较好地完成训练。GAN 网络结构一般由生成器和识别器两部分组成。生成器的目标是模拟真实数据的分布模式，使用随机噪声生成尽量逼真的数据；识别器的目标是学习真实数据的有效特征，从而判别生成器生成的数据和真实数据的差异。GAN 网络的根本目标是学习特征的分布，因此生成的数据必然也存在对应的分布，而识别器则给出生成数据来自真实数据的概率。整个训练过程就是生成器和识别器的博弈过程，并在这个过程中找到最优解。

在训练过程中，生成器的目标是尽量生成看起来'真'的同原始数据相似的图片去"欺骗"判别器，而判别模型的目标是尽量把生成器生成的图片与真实的图片区分开来。这样，生成器试图欺骗判别器，同样判别器则努力不被生成器欺骗。两个模型经过交替优化训练、互相提升，生成器和判别器构成了一个动态的"博弈"，这便是 GAN 的基本思想。

2.4.3　激活函数和损失函数

1. 激活函数

在深度神经网络中，信号进入一个神经元后经激活函数做非线性处理，然后传入下一层神经元；如此循环往复，直至到达输出层。非线性激活函数的反复叠加使得模型能够从数据中提取隐藏的复杂模式，因此，激活函数在深度神经网络中有着举足轻重的作用，是网络优化需要考虑的重要因素之一。

（1）Sigmoid 函数。

Sigmoid 函数是机器学习领域常用的函数，其表达式见式(2-4-4)。

$$\sigma(x) = \frac{1}{1 + e^{-x}} \tag{2-4-4}$$

该函数包含指数运算，且反向传播求导误差梯度时涉及除法运算，因此计算量大，对于深层网络，在反向传播时 Sigmoid 函数很容易出现梯度消失现象。另外，它的输出值恒大于 0，这会导致模型训练的收敛速度变慢。

（2）Softmax 函数。

Softmax 函数又称归一化指数函数，是二分类函数 Sigmoid 在多类分类问题上的推广，其目的是将多类分类的结果以概率的形式表达出来。式（2-4-5）给出了 Softmax 函数的定义。

$$s(x_i) = \frac{e^{x_i}}{\sum_{c=1}^{C} e^{x_c}} \tag{2-4-5}$$

其中，x_i 为第 i 个节点的输出值、C 为输出节点的个数（即类别数）。

Softmax 函数将多类分类的输出值转换为范围在[0, 1]且它们的和为 1 的概率分布。该函数的数值计算过程中，很容易因为输出节点的输出值比较大而发生溢出现象，在计算交叉熵的时候也可能会出现溢出问题。

（3）Tanh 函数。

Tanh 函数称为双曲正切函数，该函数的曲线经过坐标(0, 0)点，其数学定义见式（2-4-6）。

$$\text{Tanh}(x) = \frac{e^x - e^{-x}}{e^x + e^{-x}} \tag{2-4-6}$$

Tanh 函数比 Sigmoid 收敛速度快，但它同样存在梯度消失问题。

（4）ReLU 函数。

ReLU(linear rectification function)又称修正线性单元，是人工神经网络中常用的激活函数，通常指代以斜坡函数及其变种为代表的非线性函数，其定义见式（2-4-7）。

$$\text{ReLU}(x) = \max(0, x) \tag{2-4-7}$$

ReLU 函数可避免梯度消失问题，收敛速度远快于 Sigmoid 和 Tanh 函数。由于 ReLU 函数会使部分神经元的输出变为 0，因此使得网络变得稀疏，并且减少了参数的相互依存，缓解了过拟合现象的发生。ReLU 函数计算速度快，仅需要判断输入是否大于 0。

当前，ReLU 函数产生了不同变种，包括 LReLU 函数(leaky ReLU)、RLReLU (randomized leaky ReLU) 函数、NReLU (noisy ReLU)函数等，各自在不同应用问题中取得了较好的效果。

2. 损失函数

损失函数(loss function)用于估量模型的预测值与真实值之间的不一致程度，一般情况下，损失函数的值越小，意味着模型的鲁棒性越好。损失函数可进一步细分为基于分布的损失、基于区域的损失、基于边界的损失和合成损失等几类。

(1)基于分布的损失。

此类损失旨在最小化两个分布之间的差异，以交叉熵损失为该类损失函数的最基本形式，所有其他函数都是从交叉熵推导而来。式(2-4-8)给出了二类分类中的交叉熵损失函数(cross entropy loss function)。

$$L = \frac{1}{N} \sum_i -[y_i \cdot \log(p_i) + (1 - p_i) \cdot \log(1 - p_i)] \tag{2-4-8}$$

其中，y_i 为样本 i 的标签(1 为正类、0 为负类)，p_i 为样本 i 预测为正类的概率。

将式(2-4-8)推广到多类分类任务时，损失函数变为

$$L = \frac{1}{N} \sum_i \sum_{c=1}^{M} y_{ic} \log(p_{ic}) \tag{2-4-9}$$

其中，M 为类的数量；y_{ic} 为符号函数，当样本 i 的真实类为 c 时值为 1，否则值为 0；p_{ic} 代表观察样本 i 属于类 c 的概率。

焦点损失(focal loss)用于解决样本数量极度不平衡问题，可以在模型训练过程中让小样本量的目标类别增加权重，让分类错误的样本增加权重，其定义见式(2-4-10)。

$$L_{FL} = \begin{cases} -\alpha(1 - y')^{\gamma} \log y', & y = 1 \\ -(1 - \alpha)y'^{\gamma} \log(1 - y'), & y = 0 \end{cases} \tag{2-4-10}$$

其中，α 解决了正负样本的不平衡问题，γ 解决了难易样本的不平衡问题。

(2)基于区域的损失。

在图像分割应用中，基于区域的损失函数试图最小化真实情况(ground truth) G 与模型预测分割结果 S 之间的不匹配或最大化重叠区域。其中，Dice 损失是基于区域的损失函数的最主要形式，它是一种集合相似度度量函数，通常用于计算两个样本的相似度，即 Dice 相似系数(dice similarity coefficient，DSC)，其取值范围为[0,1]，具体定义见式(2-4-11)。

$$L_{DL} = 1 - \frac{2|X \cap Y|}{|X| + |Y|} \tag{2-4-11}$$

DSC 是一种区域相关的损失，像素点的损失以及梯度值不仅和该点的标签以及预测值相关，也和其他点的标签以及预测值相关。DSC 在正负样本严重不平衡的应用场景中有着良好的性能，训练过程更侧重对前景区域的挖掘，但对小目标的训练可能存在不稳定的风险。

交并比(intersection-over-union，IoU)损失是目标检测中最常用的评价指标，其定义见式(2-4-12)。

$$F_{\text{IoU}} = \frac{|X \cap Y|}{|X \cup Y|} \tag{2-4-12}$$

IoU 损失可以反映预测检测框与真实检测框的吻合程度，有着尺度不变性的优良特性，即对目标的尺度变化不敏感，同时满足非负性、同一性、对称性和三角不等性。然而，若两个框之间完全没有重叠，此时 $F_{\text{IoU}} = 0$，因而不能反映两者的距离大小(重合度)，而且由于损失为 0，所以没有梯度可回传，此时无法进行学习训练。另外，IoU 损失无法精确反映两者重合度的大小。

此外，基于区域的损失还包括："敏感性(sensitivity)-特异性(specificity)"损失、Tversky 损失、广义 Dice 损失、焦点 Tversky 损失、非对称相似性损失和惩罚损失，在此不再赘述。

(3)基于边界的损失。

基于边界的损失函数是一类新型损失函数，它的目标是最小化真实情况与预测分割之间的距离。

BD 损失(boundary loss)使用边界匹配度监督网络的损失，只对边界上的像素进行评估，若与真实情况的边界吻合则为 0，相反，对于不吻合的点，根据其距离边界的距离评估它的损失。

$$L_{\text{BD}} = \int_{\Omega} \phi G(p) s_{\theta}(p) \mathrm{d}p \tag{2-4-13}$$

豪斯多夫距离(Hausdorff distance)损失是应用于图像分割的损失函数，它分割出的边界比较敏感，而豪斯多夫距离是描述两组点集之间相似程度的一种量度 $d(X, Y)$，该距离定义见式(2-4-14)。

$$d(X,Y) = \max_{x \in X} \min_{y \in Y} \|x - y\|_2 \tag{2-4-14}$$

基于豪斯多夫距离，定义其损失函数如下：

$$L_{\text{HD}_{DT}} = \frac{1}{N} \sum_{i=1}^{N} \left[(s_i - g_i) \cdot \left(d_{Gi}^2 + d_{Si}^2 \right) \right] \tag{2-4-15}$$

在模型训练中，上述三类损失函数的目的是使真实情况与模型分割结果的失配区域的 ΔM 达到最小，它们之间的本质区别在于加权方法的不同。

(4)合成损失。

根据具体任务在性能方面要求的不同，实际使用中通过将上述几类损失按某种方案组合起来使用，以产生新的合成损失函数。合成损失能起到兼顾各方面性能要求的目的。

2.4.4　优化算法

在卷积神经网络中，模型优化器用来更新和计算影响模型训练和模型输出的网络参数，使其逼近或达到最优值，从而最小化或最大化损失函数，这使得优化器在模型训练中发挥着重要的作用。

1. 随机梯度下降

随机梯度下降(stochastic gradient descent，SGD)是深度学习最常用的优化方法，既适用于图像分类任务，也可用于回归任务。与 SGD 对应的是批量梯度下降法(batch gradient descent，BGD)，它们的不同之处在于，BGD 在全部训练集 $\{x_i, y_i\}_{i=1,\cdots,n}$ 上计算更新全局的梯度 ∇L_{BGD}，而 SGD 在单个样本 (x_i, y_i) 上估计当前的梯度 ∇L_{SGD}，具体见式(2-4-16)。

$$\nabla L_{BGD} = \sum_{i=1}^{n} \nabla_{\theta} f(\theta; x_i, y_i) + \nabla_{\theta} \phi(\theta)$$

$$\nabla L_{SGD} = \nabla_{\theta} f(\theta; x_i, y_i) + \nabla_{\theta} \phi(\theta)$$

(2-4-16)

其中，$f(\theta; x_i, y_i)$ 表示样本 (x_i, y_i) 的损失函数，$\phi(\theta)$ 为正则项。

为获得准确的梯度，SGD 在每一步仅随机采样一个或少量样本来估计当前的梯度，因而比 BGD 计算速度快、内存开销小。然而，正是由于在每一步接受的信息量有限，SGD 算法对梯度的估计常常可能出现偏差，造成目标函数曲线收敛不稳定，伴有剧烈波动，有时甚至出现不收敛的情况。

2. 带动量的 SGD

动量(momentum)是物理学概念，带动量的 SGD 将前几次的梯度也纳入梯度计算。因此，当前后梯度方向不一致时，能够加速学习；而当前后梯度方向一致时，能够抑制震荡。

动量优化器基于梯度的移动指数加权平均，假设在当前迭代步骤的第 t 步中，基于动量的优化算法可以表示为

$$v_{dw} = \beta v_{dw} + (1-\beta)dw$$
$$v_{db} = \beta v_{db} + (1-\beta)db$$
$$W = W - \alpha v_{dw}$$
$$b = b - \alpha v_{db}$$

(2-4-17)

动量优化器的主要思想是利用了类似于移动指数加权平均的方法来网络的参数进行平滑处理，让梯度的摆动幅度变得更小，可以解决优化算法更新幅度摆动大的问题，同时使得网络的收敛速度更快。

带 Nesterov 动量的 SGD 是动量 SGD 的变种，两种算法之间的主要区别在于，

Nesterov 先用当前的速度 v 更新一遍参数，然而用更新的临时参数计算梯度。

3. AdaGrad 方法

自适应梯度算法(adaptive gradient algorithm，AdaGrad)用于解决不同参数应当使用不同更新速率的问题，它能自适应地为各个参数分配不同的学习率，即更新频率低的参数可以拥有较大的更新步幅，而更新频率高的参数的更新步幅相对较小。AdaGrad 方法采用"历史梯度平方和"来衡量不同参数的梯度的稀疏性，取值越小则表明越稀疏，其定义见式(2-4-18)。

$$w^{t+1} = w^t - \frac{\eta}{\sqrt{\sum_{i=0}^{t}(g^i)^2}}g^t \tag{2-4-18}$$

AdaDelta 是对 AdaGrad 方法的扩展，AdaDelta 只累加固定大小的项，并且不直接存储这些项，仅仅近似计算对应的平均值；相反，AdaGrad 会累加此前的所有梯度的平方值。AdaDelta 算法的学习率随着梯度的倒数增长，即较大的梯度具有较小的学习率，可以解决传统 SGD 方法中学习率恒定不变的问题，但是 AdaDelta 算法需要手动指定初始学习率，而且可能存在学习时间变长的问题。

为了进一步解决优化损失函数在更新中存在摆动幅度过大的问题，以加快函数的收敛速度，均方根传递(root mean square propagation，RMSProp)算法对权重和偏置的梯度使用了微分平方加权平均处理，有利于消除摆动幅度大的方向，用来修正摆动幅度，使得各个维度都有着较小的摆动幅度，也使得网络训练的收敛更快。

自适应矩估计(adaptive moment estimation，Adam)方法将惯性保持和环境感知这两个优点集于一身，一方面它记录梯度的一阶矩，即过往梯度与当前梯度的平均，这体现了惯性保持；另一方面，它记录梯度的二阶矩，即过往梯度平方与当前梯度平方的平均值。AdaMax 是 Adam 方法的一种变体，此方法对学习率的上限提供了一个更简单的范围，AdaMax 学习率的边界范围更简单。Nadam 可以看作是带有 Nesterov 动量项的 Adam，Nadam 对学习率有了更强的约束，同时对梯度的更新也有更直接的影响，一般而言，在适合使用带动量的 RMSprop 或 Adam 的问题中，大多数情况使用 Nadam 可以获得更好的效果。与 Adam 相比，AMSGrad 使用较小的学习速度，通过添加额外约束项，使学习率始终为正值，当然这是以学习率为代价的，即 AMSGrad 算法的学习率小于 Adam 和 RMSprop 的学习率。

2.4.5　评价指标

判定一个深度学习模型好坏的办法是对该模型进行量化评价，依任务的不同，所采用的评价指标也不尽相同。本节对图像分类、目标检测、图像分割等任务中的评价指标做简要概述。

1. 分类评价指标

在二类分类任务中，一个样本要么归属为 P 类(positive)，要么归属为 N 类(negative)，模型预测的结果无非前述两类中的某一类，因此共有如表 2-4-1 所示的四种可能的结果。

表 2-4-1　混淆矩阵

	预测值 positive	预测值 negative
真实值 positive	TP(true positive)	FN(false negative)
真实值 negative	FP(false positive)	TN(true negative)

表 2-4-1 主对角线上的结果为预测正确的情况，而次对角线上的结果为预测错误的情况。基于此，定义图像分类任务中常用的评价指标如下。

(1)准确度。

准确度(accuracy)指标度量了所有预测正确的正例样本和所有预测正确的负例样本占全部样本的比例，其定义见式(2-4-19)。

$$accuracy = \frac{TP + TN}{TP + FP + TN + FN} \tag{2-4-19}$$

(2)精确度。

精确度(precision)指标度量了预测为正例并且真实为正例的样本占所有预测为正例样本的比例，其定义见式(2-4-20)。

$$precision = \frac{TP}{TP + FP} \tag{2-4-20}$$

(3)召回率。

召回率(recall)指标度量了预测为正例并且真实为正例的样本占所有正类样本的比例，其定义见式(2-4-21)。

$$recall = \frac{TP}{TP + FN} \tag{2-4-21}$$

召回率也称作灵敏度(sensitivity)或敏感度、敏感性，其值等于真正例率(true positive rate，TPR)。

(4)F-1 评分。

F-1 评分(F-1 score)指标是精确率与召回率的调和平均数，可以看作是综合性评价指标，其定义见式(2-4-22)。

$$F-1 = 2 \times \frac{precision \times recall}{precision + recall} \tag{2-4-22}$$

(5)特异度。

特异度(specificity)指标度量了预测为负例并且真实的负例样本占所有负例样本的比例，其定义见式(2-4-23)。

$$\text{specificity} = \frac{\text{TN}}{\text{TN} + \text{FP}} \tag{2-4-23}$$

(6)ROC 曲线和 AUC 值。

ROC 曲线(receiver operating characteristic curve)又称接受者操作特征曲线，它基于混淆矩阵定义得到，其中，横坐标代表假阳性率(false positive rate，FPR)、纵坐标代表 TPR。AUC(area under curve)值是 ROC 曲线下的面积，TPR 越高、FPR 越低，此时 ROC 曲线就越陡，AUC 值就越大，模型的性能就越好。

2. 目标检测评价指标

(1)mAP 指标。

mAP 指标即平均准确度均值(mean average precision)，表征各类别准确度均值(average precision，AP)的平均值，定义为 PR(precision-recall)曲线下的面积，其中，precision 和 recall 的定义同前。

(2)其他指标。

目标检测的性能还可用 IoU 指标、每秒帧率(frame per second，FPS)等进行评价。

3. 分割评价指标

(1)DSC。

DSC 是一种集合相似度度量指标，常用于计算两个样本的相似度，取值范围为[0, 1]，当分割结果最好时取值为 1、最差时取值为 0。DSC 定义见式(2-4-24)。

$$\text{DSC} = \frac{2\text{TP}}{\text{FP} + 2\text{TP} + \text{FN}} \tag{2-4-24}$$

(2)IoU 指标。

IoU 指标测量在特定数据集中检测相应目标的准确度的一种标准，其定义见式(2-4-25)。

$$\text{IoU} = \frac{2\text{TP}}{\text{TP} + \text{FN} + \text{FP}} \tag{2-4-25}$$

根据 DSC 和 IoU 的定义，存在关系式：IoU = DSC/(2–DSC)。

（3）Hausdorff 距离。

Hausdorff 距离用来量度两组点集之间的相似程度，对分割出的边界相对比较敏感，其定义见式（2-4-14）。

2.4.6　图像数据的标注

监督深度学习模型的输入为带标签图像，标注图像以获得数据代表的真实情况对低分辨率、大尺寸的全身 SPECT 图像而言相当耗时费力，且具有明显的主观性。为此，在前期研究过程中，本书所在研究团队开发了基于开源工具 LabelMe（http://labelme.csail.mit.edu/Release3.0/）的 SPECT 图像标注系统（图 2-4-6）。

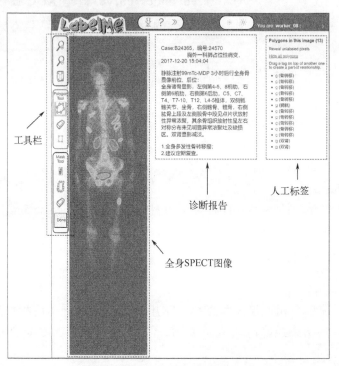

图 2-4-6　基于 LabelMe 的 SPECT 图像标注系统

该系统支持将图像和诊断报告一同导入，可利用工具条中的各类形状工具对图像中的任意区域（病灶、骨骼）进行勾勒，并生成针对每个区域的标签。

参 考 文 献

史加荣，王丹，尚凡华，等，2021. 随机梯度下降算法研究进展[J]. 自动化学报，47(9): 2103-
　　2119.

王功鹏，段萌，牛常勇，2018. 基于卷积神经网络的随机梯度下降算法[J]. 计算机工程与设计，39(2)：441-445，462.

杨观赐，杨静，李少波，等，2018. 基于 Dropout 与 ADAM 优化器的改进 CNN 算法[J]. 华中科技大学学报：自然科学版，46(7)：122-127.

Alzubaidi L, Zhang J, Humaidi A J, et al, 2021. Review of deep learning: Concepts, CNN architectures, challenges, applications, future directions[J]. Journal of Big Data, 8(1): 1-74.

Ruder S, 2016. An overview of gradient descent optimization algorithms[J]. arXiv: 1609. 04747.

Tom M, 1999. Machine learning and data mining[J]. Communications of the ACM, 42(11): 30-36.

Saeed M M, Aghbari Z A, Alsharidah M, 2020. Big data clustering techniques based on spark: A literature review[J]. PeerJ Computer Science, (6): 321.

Zhang Y F, Ren W, Zhang Z, et al, 2021. Focal and efficient IOU loss for accurate bounding box regression[J]. arXiv: 2101. 08158.

第3章　核医学图像分类

图像分类是根据图像自身固有的特征，为每一类图像找到表示其所属类别的计算机视觉任务。通过构建分类模型，实现数据中目标的自动识别，要求所训练的分类模型能反映样本的客观规律，一般应具备较好的泛化能力。医学图像分类就是深入挖掘并提取医学图像中的深层次特征信息，结合专家知识已建立的"金标准"，训练模型并形成表示图像与其类别关系的一般规律。

本节在对经典深度分类网络做简要介绍的基础上，介绍核素 SPECT 图像的自动分类工作，包括图像的二类分类、多类分类及同一类别图像的亚类分类。

3.1　经典分类网络

LeNet 开启了卷积神经网络的发展历程，而 AlexNet 在深度学习发展史上的历史意义远大于其模型的影响。当前，卷积神经网络的发展可谓日新月异，其应用可谓无处不在，不断有新的经典模型面世。

表 3-1-1 对当前最具代表性的 CNN 模型做了较全面的概述，针对每个模型给出了其主要创新、模型网络的深度、所使用的数据集、报告的误差率、输入图像的大小及模型提出的年份。

表 3-1-1　CNN 架构发展简介

模型名称	主要创新	网络深度	数据集	误差率	图像大小	所在年份
AlexNet	Dropout 和 ReLU	8	ImageNet	16.4	227×227×3	2012
NIN	提出了使用 GAP 的新层	3	CIFAR-10/100，MNIST	10.41/35.68，0.45	32×32×3	2013
ZfNet	可视化中间层	8	ImageNet	11.7	224×224×3	2014
VGG	深度增加，小滤波器	16/19	ImageNet	7.3	224×224×3	2014
GoogLeNet	深度增加，block 和 concatenation 的概念，不同大小的滤波器	22	ImageNet	6.7	224×224×3	2015
Inception-v3	小滤波器，特征表示更优	48	ImageNet	3.5	229×229×3	2015
Highway	多路径概念	19/32	CIFAR-10	7.76	32×32×3	2015

续表

模型名称	主要创新	网络深度	数据集	误差率	图像大小	所在年份
Inception-v3	transform 和 integration 概念	70	ImageNet	3.08	229×229×3	2016
ResNet	基于对称映射的跳连接	152	ImageNet	3.57	224×224×3	2016
Inception-ResNet-v2	引入残差连接	164	ImageNet	—	229×229×3	2016
FractalNet	Drop-path 概念	48，80	CIFAR-10/100	4.60，18.85	32×32×3	2016
WideResNet	深度变小，宽度变大	28	CIFAR-10/100	3.89，18.85	32×32×3	2016
Xception	Pointwise 卷积	71	ImageNet	0.055	229×229×3	2017
Residual attention neural network	提出注意力技术	452	CIFAR-10/100	3.90，20.4	40×40×3	2017
Squeeze-and-excitation networks	建模通道之间的互依赖	152	ImageNet	2.25	229×229×3 224×224×3 320×320×3	2017
DenseNet	层块概念，层之间互联	201	CIFAR-10/100，ImageNet	3.46，17.18，5.54	224×224×3	2017
Competitive squeeze-and-excitation networks	重新缩放通道	152	CIFAR-10/100	3.58，18.47	32×32×3	2018
MobileNet-v2	倒残差结构	53	ImageNet	—	224×224×3	2018
CapsuleNet	关注特征之间的特殊关系	3	MINIST	0.00855	28×28×1	2018
HRNet v2	高分辨率表征	—	ImageNet	5.4	224×224×3	2020

由表 3-1-1 可以看出，卷积神经网络自 2012 年提出以来，几乎每年都有新的模型被提出，模型网络的深度因研究目标的不同而尚未有统一的发展方向，因而误差率也不具可比性，输入图像的大小和通道数也不尽相同，模型改进或创新的侧重点也不大相同。新模型提出所使用的数据集均为业内已公开的自然图像公共数据集。

3.2　图像的二类分类

在医学图像分析领域，二类分类用于回答图像中是否包含特定的疾病，若是，则意味着检测出了该疾病，否则为不包含该疾病。本章提出一系列基于 CNN 的图像二类分类模型，用于实现骨转移、关节炎和肺阻塞疾病的自动分类，即疾病的自动检测。

3.2.1　骨转移的自动检测

骨骼是包括肺癌、前列腺癌和乳腺癌等在内的多种恶性肿瘤最常见的转移部位,这些占位性病变在 SPECT 骨扫描图像中呈现为放射增强的热区。考虑到胸腔部位为骨转移的常见部位,本节以全身骨显像中提取的胸腔区域图像为研究对象,开发基于深度学习技术的骨转移自动诊断模型并开展实验验证研究。

1. 数据集构建

实验数据来自三甲医院核医学科,采集设备为西门子 SPECT ECAM,患者静脉注射放射性骨显像剂(925/740 MBq ^{99m}Tc MDP)。实验数据共涉及 251 名患者的 346 张全身骨扫描图像,患者年龄区间为 43～92 岁,划分为非转移($n = 166$,约占 66%)和转移($n = 85$,约占 34%)两类(表 3-2-1)。

表 3-2-1　全身骨显像数据统计($n = 346$)

	非转移	转移		
		多发性骨转移癌	脊柱骨转移瘤	脊椎外转移瘤
样本量	220	111	14	1
占比/%	63.58	32.08	4.05	0.29

考虑到骨转移多发于肋骨、脊柱等骨骼区域,因此需要从全身图像中提取出胸腔区域。采用第 2 章提出的区域切分技术实现胸腔的提取,具体见图 3-2-1。

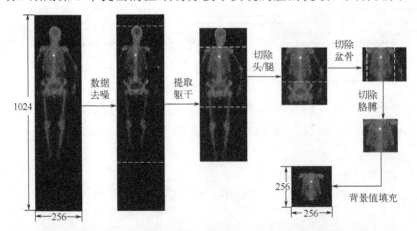

图 3-2-1　SPECT 全身骨显像的胸腔区域提取

经过胸腔区域提取处理,从每个 1024×256 的全身图像中提取出大小为 256×256 的胸腔图像样本。为发挥深度分类模型在大数据集上的学习优势,利用第 2 章提出的基于几何变换的扩展技术,对提取的胸腔图像做样本扩展处理,包括图像镜像、平移和旋转等三类变换操作,最终获得由 2390 个样本构成的实验数据集(表 3-2-2)。

表 3-2-2 SPECT 胸腔骨显像数据增强(*n*=2390)

	非转移	转移		
		多发性骨转移瘤	脊柱骨转移瘤	脊椎外转移瘤
样本量	1200	1043	133	14
占比/%	50.2	43.6	5.6	0.6

2. 分类模型构建

本节分别构建序列结构和非序列结构分类模型,实现基于胸腔 SPECT 图像分类的骨转移自动检测。

1)序列结构分类模型

本节提出的序列结构分类模型以 VGGNet 模型为基础,不同模型包括数量不等的权重层(卷积层和全连接层),这些模型的网络结构详见表 3-2-3。

表 3-2-3 基于 VGGNet 的分类模型结构

SPECS V7	SPECS V16	SPECS V19	SPECS V21	SPECS V24
7 个权重层	16 个权重层	19 个权重层	21 个权重层	24 个权重层
输入图像(256×256 的胸腔 SPECT 图像)				
Conv3-64 Conv3-64	Conv3-64 Conv3-64	Conv3-64 Conv3-64	Conv3-64 Conv3-64 Conv3-64	Conv3-64 Conv3-64 Conv3-64
Maxpool				
Conv3-128 Conv3-128	Conv3-128 Conv3-128	Conv3-128 Conv3-128	Conv3-128 Conv3-128 Conv3-128	Conv3-128 Conv3-128 Conv3-128
Maxpool				
	Conv3-256 Conv3-256 Conv3-256	Conv3-256 Conv3-256 Conv3-256 Conv3-256	Conv3-256 Conv3-256 Conv3-256 Conv3-256	Conv3-256 Conv3-256 Conv3-256 Conv3-256 Conv3-256
Maxpool				
	Conv3-512 Conv3-512 Conv3-512	Conv3-512 Conv3-512 Conv3-512 Conv3-512	Conv3-512 Conv3-512 Conv3-512 Conv3-512	Conv3-512 Conv3-512 Conv3-512 Conv3-512 Conv3-512
Maxpool				
	Conv3-512 Conv3-512 Conv3-512	Conv3-512 Conv3-512 Conv3-512 Conv3-512	Conv3-512 Conv3-512 Conv3-512 Conv3-512	Conv3-512 Conv3-512 Conv3-512 Conv3-512 Conv3-512

续表

Maxpool
FC-2048
FC-4096
FC-2
Softmax

注：Conv 代表卷积；Maxpool 代表最大池化；FC（fully connected）代表全连接

SPECS V7 分类器：包含 4 个 3×3 的卷积层和 2 个 2×2 的最大池化层，其中，前两个卷积层的卷积核个数为 64，后两层的卷积核个数为 128，最后包含 3 个全连接层。为了尽可能缓解过拟合，模型中引入了如下 L2 正则化：

$$L = e + \lambda \sum_j w_j^2 \tag{3-2-1}$$

其中，e 为未包含正则化项的训练样本误差，λ 为正则化参数。

SPECS V16 分类器：包含 13 个 3×3 的卷积层、3 个全连接层和 5 个池化层，该模型最突出的特点是使用了较小的卷积核和较深的层数。

SPECS V19 分类器：VGGNet 网络中最深的模型，但层数限制了该模型的实际应用。此处，SPECS V19 用作待比较模型，验证 VGGNet 系列模型在 SPECT 图像分类中的性能。

SPECS V21 分类器：包含 18 个 3×3 的卷积层、3 个全连接层和 5 个最大池化层。

SPECS V24 分类器：包含 21 个 3×3 的卷积层、3 个全连接层和 5 个最大池化层。

2）非序列结构分类器

非序列结构模型不再直接使用堆叠式结构，而是通过添加支路路径使用特征映射形成残差结构。ResNet 和 DenseNet 是最具代表性的非序列结构模型，以这些经典模型为基础，提出并构建了 SPECS R34 和 SPECS D121 两个非序列结构分类模型。

SPECS R34 分类器：每个残差模块由 2 个卷积层和 1 个残差连接组成，共包含 16 个残差块，其分布为（3，4，6，3），残差连接见图 3-2-2。

SPECS D121 分类器：直接选用 DenseNet 121 作为 SPECS D121 分类模型（图 3-2-3），探究它在 SPECT 图像分类中的性能。

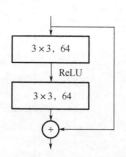

图 3-2-2　SPECS R34 分类器中的残差连接结构

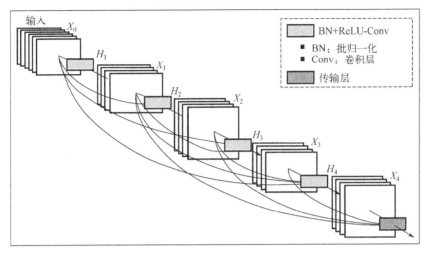

图 3-2-3　DenseNet 模型的网络结构

3. 实验验证及分析

1) 实验设计

实验过程中，使用表 3-2-2 中 70%的样本进行模型训练，其余样本用于测试分类模型。模型的参数设置如表 3-2-4 所示。实验环境配置：操作系统为 Windows 10，CPU 为酷睿 i7-9700，32GB RAM，基于 TensorFlow 2.0 平台实现。

表 3-2-4　分类器实验参数配置

参数	值
学习率	0.001
优化器	SGD
批次	32
迭代次数	500

实验评价指标为 2.4.5 节定义的准确度、精确度、召回率、特异度和 F-1 评分。数据标记应用基于 LabelMe 的标注系统完成，详见 2.4.6 节。

2) 实验结果与分析

实验考察分类模型在不同数据集上的性能，即原始数据集 D1、归一化的扩展数据集 D2 和未经归一化的扩展数据集 D3。针对三个数据集，图 3-2-4 给出了构建的 7 个分类器在训练过程中的准确度曲线。

由图 3-2-4 可以看出：①所有分类器在扩展数据集上的性能都优于原始数据

集；②分类模型的网络深度越深，获得的分类性能就越好；③数据归一化处理在扩展数据集上对深度分类模型的分类性能贡献非常微弱。

表 3-2-5、表 3-2-6 及表 3-2-7 给出的各评价指标的量化结果进一步证明了以上结论。

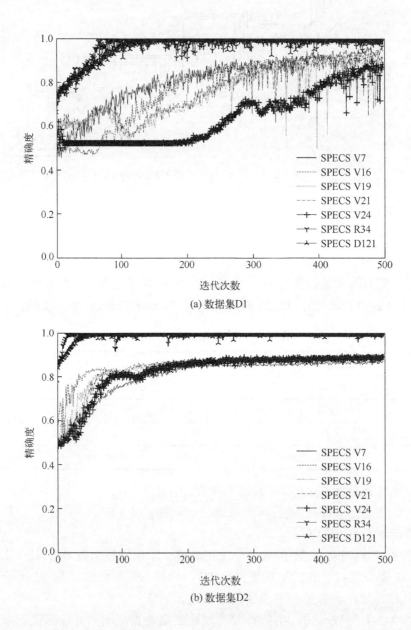

(a) 数据集D1

(b) 数据集D2

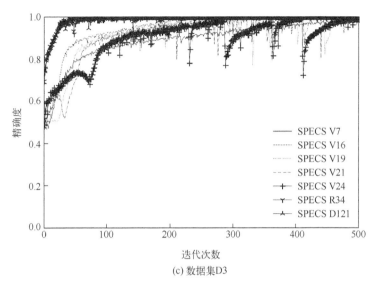

(c) 数据集D3

图 3-2-4 在不同数据集上训练分类模型得到的训练程

表 3-2-5 数据集 D1 上的分类性能

分类器	准确度	精确度	召回率	特异度	F-1 评分
SPECS V7	0.7928	0.6875	0.9361	0.6875	0.7928
SPECS V16	0.8288	0.9667	0.6170	0.9843	0.7532
SPECS V19	0.8829	0.8542	0.8723	0.8906	0.8632
SPECS V21	0.9190	0.9750	0.8298	0.9844	0.8966
SPECS V24	0.7387	0.6731	0.7447	0.7343	0.7070
SPECS R34	0.8198	0.8462	0.7021	0.9063	0.7674
SPECS D121	0.8018	0.8209	0.6809	0.8906	0.7442

表 3-2-6 数据集 D2 上的分类性能

分类器	准确度	精确度	召回率	特异度	F-1 评分
SPECS V7	0.8508	0.9020	0.7817	0.9176	0.8376
SPECS V16	0.8605	0.8799	0.8300	0.8901	0.8542
SPECS V19	0.8410	0.8329	0.8470	0.8352	0.8399
SPECS V21	0.8800	0.9495	0.7989	0.9588	0.8677
SPECS V24	0.8397	0.9075	0.7507	0.9258	0.8217
SPECS R34	0.8787	0.9030	0.8442	0.9121	0.8726
SPECS D121	0.9317	0.9634	0.8952	0.9670	0.9280

由以上实验结果得知，基于 VGGNet 的自定义 21 层分类器 SPECS V21 可有效应用于 SPECT 图像中骨转移病灶的自动识别，且所有评价指标均较为稳定。图 3-2-5 给出的 ROC 曲线同时显示了真阳性率和假阳性率，对应的 AUC 值见表 3-2-8，其中，分类器 SPECSV21 的 AUC 值达到最高，即 AUC=0.993。

表 3-2-7　数据集 D3 上的分类性能

分类器	准确度	精确度	召回率	特异度	F-1 评分
SPECS V7	0.8059	0.9240	0.7932	0.9366	0.8536
SPECS V16	0.9679	0.9824	0.9518	0.9835	0.9669
SPECS V19	0.9791	0.9829	0.9745	0.9835	0.9787
SPECS V21	**0.9807**	**0.9775**	**0.9830**	**0.9780**	**0.9802**
SPECS V24	0.9553	0.9848	0.2350	0.9862	0.5320
SPECS R34	0.8842	0.9856	0.7762	0.9890	0.8685
SPECS D121	0.7824	0.9900	0.5637	0.9945	0.7184

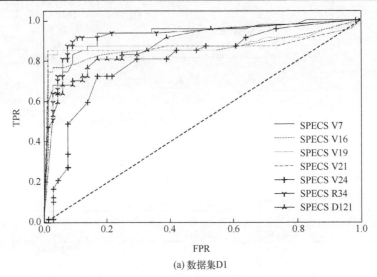

(a) 数据集D1

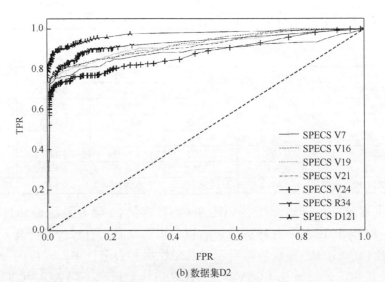

(b) 数据集D2

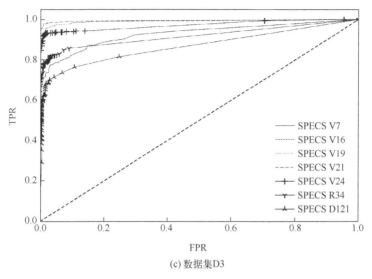

(c) 数据集D3

图 3-2-5　模型在各数据集上分类图像获得的 ROC 曲线

表 3-2-8　分类器在不同数据集上获得的 AUC 值

数据集	SPECS V7	SPECS V16	SPECS V19	SPECS V21	SPECS V24	SPECS R34	SPECS D121
D1	**0.9069**	0.8562	0.8820	0.8688	0.7931	0.9034	0.8443
D2	0.8860	**0.9255**	0.9176	0.9181	0.8768	0.9324	0.9745
D3	0.9267	0.9909	0.9920	**0.9933**	0.9713	0.9186	0.8677

图 3-2-6 给出了分类器 SPECS V21 在数据集 D2 和 D3 上分类图像获得的混淆矩阵，揭示了分类器在区分每个子类别(转移与非转移)中图像的能力。

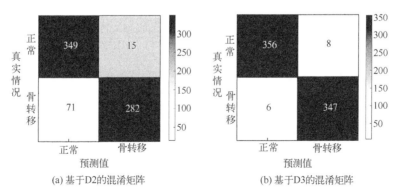

(a) 基于D2的混淆矩阵　　　　　　　　(b) 基于D3的混淆矩阵

图 3-2-6　SPECS V21 在数据集 D2 和 D3 上获得的混淆矩阵

由图 3-2-6 给出的混淆矩阵可知，在 SPECT 胸腔骨显像分类中，对图像数据集做扩展但不做归一化更有助于分类图像,性能最佳模型 SPECS V21 在骨转移的识别中具有较好的性能且对阳性样本的识别率较高。

由前述可知,在归一化扩展数据集 D2 上,存在部分发生骨转移的图像被分类器 SPECS V21 误分类为非转移类。相反,在非归一化扩展数据集 D3 上,分类器 SPECS V21 仅对 6 个骨转移图像和 8 个非转移图像报告了误分结果。应用图 3-2-7 给出的误分示例,对模型误分的原因做简要分析。

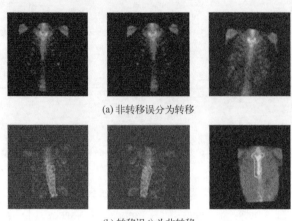

(a) 非转移误分为转移

(b) 转移误分为非转移

图 3-2-7　SPECT 胸腔骨显像图像的误分

首先,数据扩展引入了误分,虽然随机旋转有助于扩展图像样本,但它在不同图像的同一感受野之间引入了位置偏差,因而一定程度上引入了分类误差;其次,骨显像图像自身的特征是误分产生的另一大原因,放射性核素的吸收与患者年龄成反比,同一疾病在不同患者的图像中呈现核素吸收的显著差异,使得分类器难以提取更多个性化特征,因此需要在 CNN 分类器自动分类的结果中加入后处理操作,如人体骨骼的结构对称性等领域知识,以提高分类的性能。

3.2.2　关节炎的自动检测

关节炎是常见多发的骨骼疾病,病因复杂且临床表现有着较明显的个体差异。SPECT 核医学成像具有提早发现骨骼病变的独特优势,在骨转移、退行性改变、关节炎的诊断中发挥着重要作用。因关节炎病灶在 SPECT 全身骨显像中也呈现为核素药物的高浓聚区域,因此为了在关节炎和骨转移疾病之间做可靠区分,本节提出面向关节炎检测的 SPECT 图像分类模型,并呈现实验研究结果。

1. 数据集构建

实验数据来自三甲医院核医学科,原始数据集包含 780 个 DICOM 文件,根据病灶部位的不同，将原始数据划分为肩关节、肘关节、腕关节、膝关节、踝关节等五个类，每个类包含正常和病变两个子类。实验数据共涉及 400 名疑似患者，其中正常 55 人、确诊患者 345 人。确诊患者的年龄分布如表 3-2-9 所示。

表 3-2-9　实验数据集中患者的年龄分布

年龄段/年	数量/人
10～19	1
20～29	4
30～39	7
40～49	55
50～59	89
60～69	117
70～79	66
80～89	5
90～99	1

图 3-2-8 左图中一个完整的 SPECT 全身骨显像图像包含左右肩关节、腕关节、肘关节、手指关节和左膝关节等多处炎性病变，图 3-2-8 右图中包含左右膝关节炎、L1～L5 退行性改变，两幅图像同时还包括膀胱位置清晰可见的核素药物残留。可以看出，SPECT 全身骨扫描分辨率低且一幅图像包含多个病灶。从全身 SPECT骨显像图像中裁剪出 64×64 的图像块，其中，病变图像块样本数为 345、正常图像块样本数为 435。每个异常图像中仅包含一个病灶，即不含多病灶图像样本。

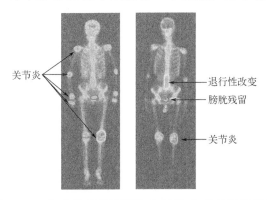

图 3-2-8　包含关节炎病变的 SPECT 全身骨显像图像

因为 SPECT 图像是在疾病诊治过程中收集的核医学影像，疾病类别的差异自然导致归属各类疾病的图像数据集存在不平衡现象，如膝关节炎患者较多而踝关节炎患者较少。为了确保不同类别疾病数据集达到基本平衡，同时适度扩展图像数据的数量，应用 2.1.1 节的样本扩展技术，即图像平移、旋转、镜像等三类几何变换方法对图像数据集做扩展处理。为尽可能避免分类的类间不平衡现象，在数据扩展时做不等量扩展。经扩展后的实验数据如表 3-2-10 所示。

表 3-2-10 原始数据集与扩展数据集

	总数	肩关节		肘关节		腕关节		膝关节		踝关节	
		正常	炎症	正常	炎症	正常	炎症	正常	炎症	正常	炎症
原始图像	780	103	78	69	41	55	44	102	128	106	54
扩展图像	5086	515	468	483	410	550	440	510	640	530	540

2. 分类模型构建

选用标准的 VGG-16 模型构建 SPECT 图像分类模型，同时自定义更浅层的 VGG-6 和 VGG-8 分类模型。

(1)标准 VGG-16 模型。

VGG-16 是由多层卷积运算和池化运算堆叠而成的深层网络结构，共包括 13 个卷积层、5 个池化层和 3 个全连接层，权重层（卷积层和全连接层）总数量为 13+3=16。其中，卷积层均使用 3×3 的卷积核，结合其他参数（步幅 Stride=1、填充方式 Padding=Same），确保每个卷积层与前一层保持相同的尺寸；池化层均采用相同的 2×2 池化核，高和宽逐步减半，即 224→112→56→28→14→7；通道数逐步翻倍，即 64→128→256→512，其后将保持不再改变。

(2)自定义 VGG-6 模型。

参照 VGG-16 模型的结构，自定义深度为 6 的模型 VGG-6，由 4 个卷积层和 2 个池化层构成，同时包含 2 个全连接层。模型的输入为 64×64 的三通道图像，首先经过两层 3×3 的卷积后通道数变为 64，由于采用 Same 方式填充，所以经过两层卷积后图像尺寸仍然不变；然后，经过 2×2 的池化处理，变成 32×32 的图像；其次，进行两层 3×3 的卷积，仍采用 Same 方式填充，通道数为 128 且大小不变；再次，经过 2×2 的池化处理，变为 16×16 的图像；最后，经过两层全连接，完成 10 类别分类（对应于肩、肘、腕、膝、踝关节炎和正常图像的类别数）。

(3)自定义 VGG-8 模型。

不同于 VGG-6 模型，VGG-8 由 6 个卷积层、2 个池化层和 2 个全连接层构成。对于输入的 64×64 的三通道图像，首先，经过卷积层和池化层组成的特征提取器进行特征提取；然后，再由全连接组成的特征分类器进行特征识别并分类。具体而言，由 3×3 的卷积层进行特征提取操作，随着层数的增加，卷积核逐渐增多，使得模型可以提取并保留高阶特征；然后，由池化层进行数据降维操作，使得模型参数量减少；最后，对于提取到的特征信息进行识别。特别地，以上均采用 Same 方式进行填充。由此模型可完成对于输入数据的分类识别。

激活函数和优化函数是 CNN 的重要组成部分，对分类的准确度、模型的收敛速度和迭代周期等起着重要的作用。正则化和失活处理（Dropout）能够提高模型的泛化能力、减轻可能的过拟合，从而提高模型的分类性能。以下将分别介绍激活函数、优化函数、正则化和 Dropout。

激活函数：ReLU 是 CNN 常用的激活函数，它原样输出正样本，但对负样本做置零处理。相比于 Sigmoid 和 Tanh 函数，由于 ReLU 不使用指数运算，因而计算量小，从而能够加快模型的收敛速度。

优化函数：选用随机梯度下降优化函数，在每次迭代中，使用单个样本来对参数进行更新，使得训练速度加快。

正则化：在训练过程中通过逐渐增大超参数 λ 来稀疏化网络参数，提高模型的泛化能力。采用 L1 范数作为稀疏性惩罚 $\Omega(\theta)$ 的正则化方式叫作 L1 正则化。

Dropout：失活操作通过随机断开神经网络的层级连接，以减少训练时实际参与计算模型的参数数量。然而，在模型测试阶段，Dropout 会恢复所有的连接，保证模型测试时获得最好的性能。带有 Dropout 层的网络模型在训练时，其实际参数量减少，因而泛化能力变强。

3. 实验验证及分析

1）实验设计

实验过程中，所有图像样本划分为训练集、验证集和测试集，比例为 6∶2∶2。模型的参数配置情况为：学习率为 0.0001、Dropout 概率为 0.5。

实验评价指标为 2.4.5 节定义的准确度、精确度、召回率和 F-1 评分。数据标注应用基于 LabelMe 的标注系统完成，详见 2.4.6 节。

实验平台所用 GPU 为 P100，CPU 为 i7-9700，内存为 32G，采用 TensorFlow2.0 框架和 PyTorch 1.4.0 框架。

2）实验结果与分析

图 3-2-9 给出了 VGG-6 模型在训练集和验证集上获得的准确度曲线，从中可以看出，随着训练迭代次数的增加，准确率不断上升。当训练到 100 周期时准确率基本保持不变，达到 0.92。

表 3-2-11 给出了测试阶段 VGG-16、VGG-8 和 VGG-6 三种模型在各评价指标上获得的取值，从中可以看出，本节自定义的深度模型 VGG-6 获得了更好的分类性能，分类准确度较 VGG-16 高出 11.9 个百分点。

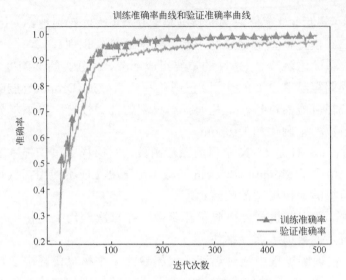

图 3-2-9　VGG-6 模型的训练准确率和验证准确率曲线

表 3-2-11　不同模型的实验结果比较

模型	准确度	精确度	召回率	F-1 评分
VGG-16	0.807	0.812	0.803	0.807
VGG-6	**0.926**	**0.921**	**0.934**	**0.927**
VGG-8	0.915	0.911	0.908	0.909

　　VGG-6 获得较好分类性能的可能原因是，对于小数据集，较浅层的分类模型更有利于提取病灶的有效特征，从而获得较高性能的分类结果。由于 VGG-16 模型层数较深，容易造成过度训练，总参数量是 VGG-6 的四倍，相应地增加了计算量和运行时间。所以采用卷积核较小的浅层 VGG-6 模型，可实现 SPECT 骨显像图像中关节炎疾病的高效可靠分类。

　　为了进一步考察不同激活函数对分类性能的影响，表 3-2-12 给出 VGG-6 模型使用不同激活函数时的准确度和损失指标。从中可以看出，激活函数 ReLU 的效果最好，其收敛周期为 125，明显低于其他激活函数；同时，ReLU 获得的准确率和损失值也优于其他函数。这是因为，与 Tanh 和 Sigmoid 相比，ReLU 的计算量更小、收敛速度更快。

表 3-2-12　VGG-6 模型不同激活函数的比较

激活函数	收敛周期	损失值	准确度
Sigmoid	250	0.61	0.925
ReLU	125	0.50	0.926
Tanh	280	0.58	0.924

图 3-2-10 给出了 VGG-6 模型的 ROC 曲线及其 AUC 值。高达 0.9862 的 AUC 值充分说明了本节自定义的 VGG-6 模型可有效用于 SPECT 图像关节炎疾病的自动诊断。

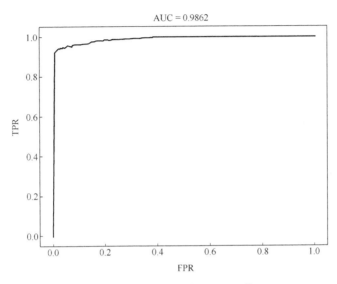

图 3-2-10　ROC 曲线和 AUC 值

为了进一步探究 VGG-6 模型区分包含不同子类关节炎的 SPECT 图像的性能，图 3-2-11 提供了分类结果的混淆矩阵，其中，编号为 0、2、5、9 类的图像的准确度较低，其余类获得了较高法分类准确度。从混淆矩阵可知，关节炎与正常部位的分类准确率指标均保持在一个较高水平。

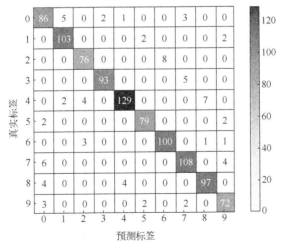

图 3-2-11　VGG-6 模型的混淆矩阵

图 3-2-12 给出了误分样本的示例，由图 3-2-12(a)可以看出，正常踝关节被模型预测为踝关节炎，在此踝关节处浓聚增强，医生也存在误诊为踝关节炎的可能，深度模型因此也会造成误判；图 3-2-12(b)中，正常肩关节被模型预测为肩关节炎，此肩关节同图 3-2-12(a)的情况类似，中心位置浓聚增强，容易导致误诊；图 3-2-12(c)中，膝关节炎被预测为正常膝关节，此膝关节显影减淡，相对于其他关节炎浓聚减弱，是放射性药物吸收在个体之间的差异所导致的结果；图 3-2-12(d)中，肩关节炎被预测为正常肩关节，此患者较为年轻，对放射性药物吸收能力强，所以在检测时肩关节处显影明显，有浓聚现象，对于此种情况医生也经常漏诊。

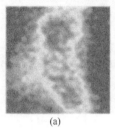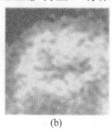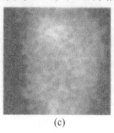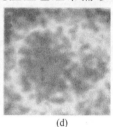

　　(a)　　　　　　　　(b)　　　　　　　　(c)　　　　　　　　(d)

图 3-2-12　模型预测错误图

此外，在 SPECT 检测中，特殊人群如老年人、体质较弱患者对放射性药物的吸收能力普遍偏低，这是造成许多老年人患者在关节炎检测时漏诊的主要原因之一。相反，年轻人代谢能力强，对放射性药物的吸收能力较强，因而容易出现依放射强度而产生的误诊。放射药物吸收在个体之间存在的差异，一定程度上给分类模型带来负面影响和干扰，但深度模型的自动特征提取能力可有效应对这些差异，因而是传统机器学习方法的有益补充。

3.2.3　肺阻塞的自动检测

肺栓塞是肺部呼吸功能障碍性疾病(即表现为部分或全部阻塞)，不仅临床表现较为隐匿，而且不同患者的临床症状各不相同，因此误诊率较高。本节构建基于深度学习的 SPECT 肺灌注图像分类模型，实现对肺部有无病变区域以及病变程度的初步评估。

1. 数据集构建

实验数据来自三甲医院核医学科，SPECT 检查过程中患者保持仰卧姿，通过静脉注射核素放射性药物，5 分钟后采集平面静态显像，图像大小为 128×128 像素。

对原始数据应用几何变换实现数据扩展，并采用归一化进行平滑处理。最终获得由 13600 个肺灌注图像样本组成的扩展数据集，其中，阴性样本 5680、阳性样本 7920。按 8∶2 的比例将数据集划分为训练集和测试集(表 3-2-13)。

表 3-2-13　扩展数据概况

数据集	阴性样本	阳性样本	合计
训练集	4544	6336	10880
测试集	1136	1584	2720
总计	5680	7920	13600

2. 分类模型构建

以残差网络 ResNet-50 为基础骨干网络，引入模型迁移和特征融合技术，分别构建面向肺阻塞自动检测的图像分类模型。

1）带模型迁移的残差分类模型

迁移学习的目的在于构建一个预训练网络，在先验知识的基础上进一步对目标域进行学习，从而解决图像分类任务。因残差网络 ResNet 的参数少、复杂度较低、可以很好地解决梯度消失等问题，因此将其 50 层网络（即 ResNet-50）作为基础模型构建带有迁移的分类模型。

图 3-2-13 给出了所提出的分类模型的网络结构，通过迁移学习将 ImageNet 上学习到的知识用于 SPECT 肺灌注数据的预测和模型构建，试图提升分类模型的性能。

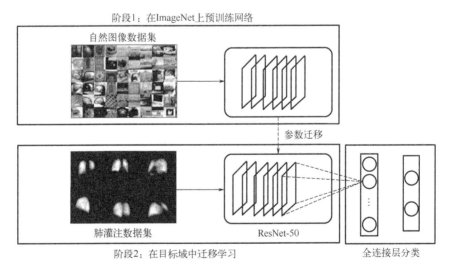

图 3-2-13　带模型迁移的残差分类器网络结构

首先，将 ImageNet 数据集上预训练模型的卷积层和池化层作为先验知识迁移到 ResNet-50 网络；其次，将预训练网络在 SPECT 肺灌注图像上进行二次训练，使网络针对 SPECT 肺灌注图像自适应调整参数；最后，重新构建预训练模型的分类器层，实现 SPECT 肺灌注图像的分类。

2）带特征融合的残差分类模型

手工提取的特征只对图像的部分特性变化敏感，当两类数据在某种特征敏感性差异性较小时，基于单一特征训练的模型分类准确率较低。特征融合通过将深层和浅层特征融合训练模型，一定程度上解决了单一特征对变化不敏感的问题。

将特征融合方法引入模型训练的常见做法是利用空间特征融合算法提取多级特征，然后在模型中选择两个隐藏层进行融合，其中，融合函数见式（3-2-2）：

$$f: x_t^a + x_t^b \rightarrow y_t \tag{3-2-2}$$

其中，x_t^a 和 x_t^b 分别表示经过卷积运算后得到的两个特征图，y_t 表示融合后输出的空间特征图。

加性融合函数 $y^{sum} = f^{sum}(x_t^a + x_t^b)$ 对两个特征图对应位置元素的值做加法运算，并且要求融合后通道数保持不变，其中，$i \in [1, H]$、$j \in [1, W]$、$d \in [1, D]$，H、W 和 D 分别表示特征图的长度、宽度和通道数。

$$y_{i,j,d}^{sum} = x_{i,j,d}^a + x_{i,j,d}^b \tag{3-2-3}$$

基于 ResNet-50 基础模型，采用特征融合方法构建肺灌注图像的深度分类模型，其网络结构见图 3-2-14。

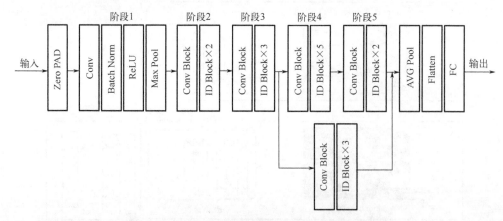

图 3-2-14　带特征融合的残差分类器网络结构

ResNet-50 网络第 2 阶段输出的特征图经过 10 层卷积，第 3 阶段输出的特征图经过 22 层卷积，将第 3 阶段和第 5 阶段输出的特征图融合，然后送入全连接层。ResNet-50 网络的输入尺寸为 224×224，第 3 阶段的输出特征图尺寸为 28×28，第 5 阶段的输出特征图为 7×7，通过双线性插值对第 3 阶段输出特征图做池化处理，与第 5 阶段的输出特征图进行融合，经过扁平层处理后最后使用 2 个全连接层和 Softmax 函数做分类处理。

3. 实验验证及评价

1）实验设计

实验数据集的划分见表 3-2-13，实验评价指标为准确度、灵敏度、特异度和 AUC 值，数据标记基于 LabelMe 系统完成。

实验环境为 Windows10 操作系统，处理器为 Inter（R）Xeon（R）E5-2690，Python 版本为 3.7，内存为 32G，使用 PyTorch 作为框架。损失函数为交叉熵损失函数，批量梯度下降作为优化器，学习率为 0.001，最大迭代次数为 40000 次。

在实验中，为了适应 ResNet-50 网络的输入要求，对训练数据进行重置（Resize）操作，将图像的尺寸变换为 224×224，并利用 Convert 函数将单通道图像转换为三通道图像。

2）实验结果及评价

为了以示比较，实验过程中完成了四组模型设置验证：原始 ResNet-50 模型分类 SPECT 肺灌注图像；带模型迁移的 ResNet-50 模型分类 SPECT 肺灌注图像（TL_ResNet-50）；ResNet-50 网络中第 3 阶段输出特征与第 5 阶段输出特征融合分类 SPECT 肺灌注图像（FF_ResNet-50）；迁移学习方法引入 FF_ResNet-50 模型分类 SPECT 肺灌注图像（TL_FF_ResNet-50）。

四种分类模型对应的 ROC 曲线如图 3-2-15 所示，横轴为 FPR、纵轴为 TPR，图中虚线表示预测分界线，预测结果位于分界线之上，说明分类器性能高于随机预测；预测结果位于分界线之下，说明分类器性能较差。

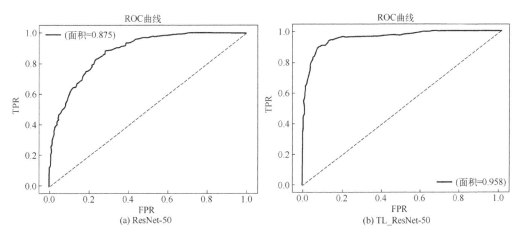

(a) ResNet-50　　　　　　　　　　　　(b) TL_ResNet-50

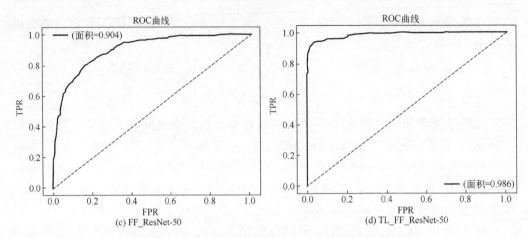

图 3-2-15　四种模型分类肺灌注图像获得的 ROC 曲线

可以看出，四种模型的 AUC 值都超过了 0.85。其中，TL_FF_ResNet-50 模型的 AUC 值达到了 0.986，说明在引入了迁移学习和特征融合后的 ResNet-50 网络在 SPECT 肺灌注图像上的分类性能最好。

模型获得的量化评价指标见表 3-2-14，可以看出，迁移学习不仅可提升模型的分类性能，还可以加速模型的收敛速度；特征融合可显著提升模型的性能，但延缓了模型的收敛；迁移学习和特征融合的联合使用，对性能提升和收敛速度均有积极的贡献。

表 3-2-14　实验结果

模型	准确度	灵敏度	特异度	AUC
ResNet-50	0.774	0.762	0.801	0.875
TL_ResNet-50	0.853	0.846	0.894	0.958
FF_ResNet-50	0.821	0.816	0.880	0.904
TL_FF_ResNet-50	0.955	0.947	0.967	0.986

灵敏度和特异度在临床诊断中具有重要意义，灵敏度的提升意味着漏诊率的下降，特异度的提升意味着误诊率的下降，低漏诊率和低误诊率为患者的及时诊断及后续治疗提供了宝贵时间。TL_ResNet-50 网络和 FF_ResNet-50 网络虽然取得了较好的量化分类结果，但还不能完全满足临床应用的要求。TL_FF_ResNet-50 网络在特征融合的基础上同时引入迁移学习，不仅有效提高了深度学习模型的分类准确率，同时改善了数据量不足可能导致的过拟合问题，分类准确率达到了 95.5%，灵敏度和特异度分别达到了 94.7% 和 96.7%，具有较低的漏诊率和误诊率，取得了较为理想的分类结果，在一定程度上可以为医生提供更为准确的诊断决策信息。

3.3　图像的多类分类

图像多类分类是指图像数据集中包含两种或两种以上类别的疾病,可进一步划分为同一图像只包含一种疾病的单疾病多病灶图像分类、同一图像中可包含两种或两种以上疾病的多疾病多病灶图像分类、同一疾病不同子类的亚类图像分类等三个子类。针对上述三类分类任务,本节提出基于深度学习的图像多类分类方法。

3.3.1　单疾病多病灶图像分类

以全身骨 SPECT 图像为对象,以图像中骨转移、关节炎和甲状腺疾病的自动识别为目标,本节构建基于 CNN 的图像分类模型。

1. 数据集构建

实验数据来自三甲医院核医学科,使用单头成像设备(GE SPECT Millennium MPR)收集 SPECT 全身骨扫描图像。针对疑似骨转移患者,静脉注射 ^{99m}Tc-MDP(20~25mCi)2~5 小时后采集图像;针对甲状腺术后患者, 口服 ^{131}I-WBS(2~5mCi)24~48 小时内采集图像。每个全身图像的采集时间大约为 10~15 分钟,收集到 600 名患者的图像数据,患者年龄从 28~87 岁不等。

表 3-3-1 给出了所收集的实验数据中不同类别包含的患者数量,表 3-3-2 给出了每一类包含的图像的分布情况。

表 3-3-1　数据集中各子类的患者分布情况

	正常	骨转移	关节炎	甲状腺疾病
患者数量	179	117	143	161
比例/%	30.0	20.0	24.0	26.0

表 3-3-2　原始数据集概况

	正常	骨转移	关节炎	甲状腺疾病
图像数量	334	174	252	318
比例/%	31.0	17.0	23.0	29.0

对表 3-3-2 中的图像做基于几何变换的数据扩展处理,即图像镜像、平移和旋转等操作,获得了扩展数据集(表 3-3-3)。

表 3-3-3　扩展数据集概况

	正常	骨转移	关节炎	甲状腺疾病
图像数量	1660	1582	1500	1788
比例/%	26.0	24.0	23.0	27.0

2. 分类模型构建

为了从大尺寸低分辨率 SPECT 图像中提取丰富的层级特征,本节提出一个由 8 个权重层组成的深度分类网络 Dscint,该网络通过自动分类图像实现疾病的检测。表 3-3-4 给出了自定义网络 Dscint 的结构和配置。

表 3-3-4　自定义分类网络 Dscint 的结构及参数配置
(MaxPool=最大池化,S=步长,P=填充)

层	配置
Conv	11×11,16,$S = 4$,$P = 2$
Pooling	MaxPool(3),$S = 2$
	注意力(Attention)模块
Conv	5×5,16,$S = 4$,$P = 2$
	批归一化(BatchNorm)
Pooling	MaxPool(3),$S = 2$
Conv	3×3,24,$S = 1$,$P = 1$
Conv	3×3,24,$S = 1$,$P = 1$
Conv	3×3,24,$S = 1$,$P = 1$
	BatchNorm
Pooling	MaxPool(3),$S = 1$
Fully connected	1024
Fully connected	1024
Softmax	4

(1)权重层。

整个网络包含 5 个卷积层和 3 个池化层,卷积操作表示为<kernel_size = $n \times n$, channel_number, stride_size, padding_size>,它用于产生特征图。输入的大小为 256×1024 的原始图像经第一个卷积层中大小为 11×11 的核做卷积运算,计算出对应的特征图;后续的卷积层以它前面层的输出作为输入,完成相应的卷积运算。应用池化层对卷积层输出的特征图做下采样处理,Dscint 网络具体使用 3×3 的最大池化完成下采样。

(2)混合注意力模块。

在第一个池化层后引入混合注意力模块,以确保 Dscint 网络能够聚焦特征图中的重要区域(如病灶),同时尽可能忽略其他区域。图 3-3-1 给出了所使用的混合注意力模块的结构,该模块由通道注意力和空间注意力子模块构成,用于计算互补的注意力信息。

令 F 代表输入的通道注意力子模块的 2D 特征图,经该子模块处理后输出一个 1D 的输出 F，它将被空间注意力子模块处理后输出一个 2D 的特征图 M，形式化的计算过程见式(3-3-1)。

$$M = f_S(f_C(F) \otimes F) \otimes F \tag{3-3-1}$$

其中，$\otimes$ 为像素乘法运算，f_C 和 f_S 分别为通道和空间注意力函数，它们的定义分别见式(3-3-2)和式(3-3-3)。

$$f_C(F) = \sigma(\text{MLP}(\text{AvgPool}(F)) + \text{MLP}(\text{MaxPool}(F))) \tag{3-3-2}$$

$$f_S(F) = \sigma(f^{k \times k}([\text{AvgPool}(F); \text{MaxPool}(F)])) \tag{3-3-3}$$

其中，σ 为 Sigmoid 函数，MLP(multilayer perceptron)为多层感知机，AvgPool 和 MaxPool 分别为平均和最大池化，$f^{k \times k}$ 是核为 $k \times k$ 的卷积操作。

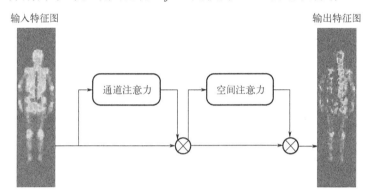

图 3-3-1　Dscint 网络中混合注意力模块的结构

（3）全连接层。

Dscint 网络使用两个全连接层，对网络最后输出的特征做非线性组合处理。在每个全连接层内部，神经元与前一层中的所有节点相连，最终输出一个向量。

（4）Softmax 函数层。

模型在输出层中使用 Softmax 函数产生指示 4 个类中某个类的实数，以实现图像的分类，即根据 Softmax 函数的评分以概率的方式确定图像归属的类别。

3. 实验验证与分析

1）实验设计

实验数据（表 3-3-2 和表 3-3-3）被随机划分为训练集和测试集，但确保源自同一患者的图像将被划分到同一数据集，而且训练集和测试集的比例为 7：3。为消除随机性带来的影响，分类器将在每个数据集上运行 10 次，后续实验报告的结果是 10 次评分的平均值。

分类器的参数设置见表 3-3-5，实验运行环境为：Windows 10 操作系统运行在 32GB 内存的 Core i7-9700 CPU 上，深度学习平台为 TensorFlow 2.0。

表 3-3-5　分类模型的参数设置

参数	值
学习率（learning rate）	10^{-3}
权重衰减（weight decay）	10^{-4}
批大小（batch size）	4
批次（epoch）	300
迭代次数（iteration）	1200

实验评价指标包括准确度、精确度、召回率、特异度和 F-1 评分，图像数据标记基于 LabelMe 系统完成。

2) 实验结果及分析

图 3-3-2 给出了在原始数据集和扩展数据集上训练 Dscint 网络获得的准确度

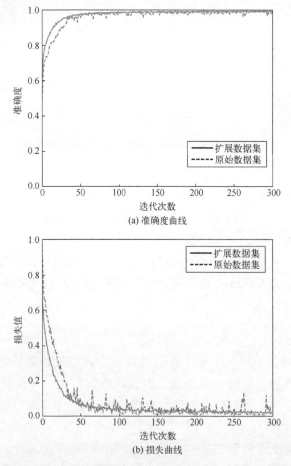

(a) 准确度曲线

(b) 损失曲线

图 3-3-2　在原始数据集和扩展数据集上训练 Dscint 网络获得的准确度和损失曲线

和损失函数曲线，运行时间分别为 2.87h 和 14.62h。从中可以看出，数据扩展有助于提升模型的分类性能，分类的准确度指标和模型运行的稳定性有明显提高。

为考察模型在测试集上的分类性能，表 3-3-6 给出了各评价指标的量化值。可以看出，模型获得的测试性能与训练性能保持高度一致，即在扩展数据集上同样获得了更高的评价指标。

表 3-3-6　Dscint 分类模型在测试集上获得的量化评价指标

	准确度	精确度	召回率	特异度	F-1 评分
原始数据集	0.8519	0.8599	0.8257	0.9489	0.8362
扩展数据集	0.9801	0.9795	0.9791	0.9933	0.9792

利用扩展数据集，进一步考察模型区分不同疾病类的能力。图 3-3-3 给出了模型在不同子类上获得的量化评价指标，其中，甲状腺疾病的分类性能最好，而关节炎的分类性能最弱。

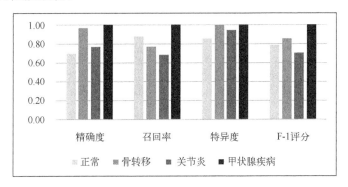

图 3-3-3　按子类获得的各评价指标值

当然，误分不仅存在于各疾病类之间，正常类和疾病类之间也存在错误分类的现象，其原因可概括如下。

首先，从全身图像看，甲状腺疾病发作的位置固定，模型可提取到更为丰富的层级特征，因此获得了较好的分类性能；相反，关节炎的发作位置不定，模型很难从小规模数据集中提取关节炎病变的足够特征信息。

其次，平面空间分辨低是 SPECT 全身骨扫描图像的明显不足，而且放射性药物吸收存在明显的个体差异，低质量的图像本身为不同类之间图像的区分带来了巨大挑战；此外，年龄差异导致的骨骼代谢差异使得非病变区域的药物吸收在不同患者之间也存在显著差异。

使用一组模型分类的图像，图 3-3-4 给出正确分类和错误分类的示例。基于此，下面呈现核医学医生给出的误分原因。

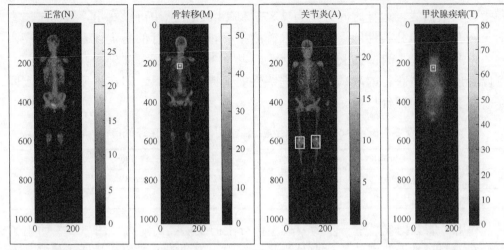

(a) 正确分类

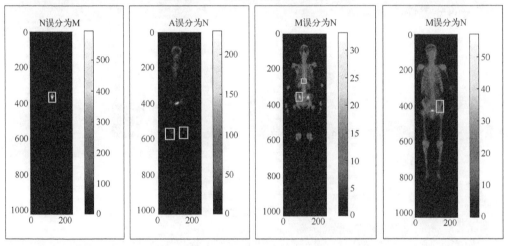

(b) 错误分类

图 3-3-4　正确分类和错误分类示例

　　原因 1：患者自身因素。注射点处的药物溢出、膀胱内（未切除）的药物残留及软组织的正常吸收，均会导致异常，这些连同疾病导致的成像热区，为模型的自动分类带来了挑战。

　　原因 2：图像的低对比度。对于关节炎患者，低吸收的病灶区域容易被识别为正常区域，不同归一化技术可用于解决吸收差异引起的误分问题。

　　原因 3：后处理。患者之间存在的放射性药物吸收差异，要求从大的图像数据集中提取更具个性化的特征，因此在自动分类的基础上应该引入后处理，将人体的对称性考虑进来，因为无规则、非对称的高吸收区域极可能意味着恶性病变区域。

3.3.2　多疾病多病灶图像分类

以全身骨 SPECT 图像为对象，以图像中骨转移和关节炎的自动识别为目标，它们可能同时出现在同一个全身图像中，本节构建深度学习分类模型。

1. 数据集构建

实验数据来自三甲医院核医学科，患者静脉注射放射性核素 ^{99m}Tc-MDP 740 MBq，3 小时后用西门子 SPECT ECAM 成像设备在患者体外采集成像数据。研究数据共涉及 384 名骨转移和关节炎患者，收集到 768 张全身图像，划分为正常类（$n = 334$，约占 43.5%）、骨转移类（$n = 174$，约占 22.7%）、关节炎类（$n = 252$，约占 32.8%）、骨转移和关节炎类（$n = 8$，约占 1.0%）共四类。

应用基于几何变换的数据扩展，包括图像镜像、平移和旋转，对原始数据集做扩展，得到扩展数据集 1（表 3-3-7）。需要注意的是，数据扩展环节仅对异常类图像做扩展处理。

表 3-3-7　扩展数据集 1

	正常	骨转移	关节炎	骨转移&关节炎
图像数量	334	520	568	80
比例/%	22.3	34.6	37.8	5.3

应用基于 DCGAN 的生成对抗技术，对原始数据集做扩展，得到数据集 2（表 3-3-8），其中生成比例为 80∶1。

表 3-3-8　扩展数据集 2

	正常	骨转移	关节炎	骨转移&关节炎
数量	334	394	472	80
比例/%	26.1	30.8	36.9	6.2

2. 分类模型构建

图 3-3-5 给出了本节提出的基于深度学习技术的多疾病多病灶全身 SPECT 图像分类框架。主要由预处理、模型构建和分类决策三个阶段构成。

在数据预处理阶段，将每个 SPECT 全身骨扫描图像 WBS 做放射量归一化处理和数据扩展处理，获得如表 3-3-7 和表 3-3-8 所示的扩展数据集；在模型构建阶段，利用 CNN 开发监督分类网络，基于人工标注的标签从扩充数据集中提取低层到高层的特征；在分类决策阶段，经过训练的具有最优参数的深度分类器将每个测试样本分类到某个预设的类别。

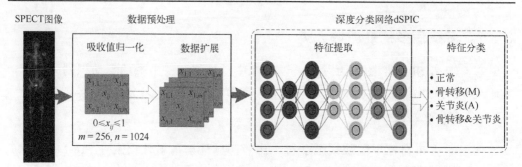

图 3-3-5　基于深度学习技术的多疾病多病灶全身 SPECT 图像分类框架

本节主要描述所提出的自定义分类网络 dSPIC，表 3-3-9 给出了该网络的结构，由 7 个权重层(卷积层和全连接层)、1 个添加层(Added layer)和 1 个 Softmax 层组成。

表 3-3-9　自定义分类网络 dSPIC 的结构及参数配置

层	配置
Conv	11×11，96，$S = 4$，$P = 2$
Pooling	MaxPool，3×3，$S = 2$
Added layer	注意力(Attention)/残差(Residual)模块
Conv	5×5，256，$S = 1$，$P = 2$
Pooling	MaxPool，3×3，$S = 2$
Conv	3×3，384，$S = 1$，$P = 3$
Conv	3×3，384，$S = 1$，$P = 3$
Conv	3×3，256，$S = 1$，$P = 1$
	BatchNorm
Pooling	MaxPool(3)，$S = 1$
Fully connected	4096
Fully connected	4096
Softmax	3

其余层与前节类似，引入添加层的目的在于通过注意力机制让模型聚焦图像中更重要的区域，同时降低模型的训练参数和时间。为了以示区分，将添加注意力机制和残差模块后的分类器分别命名为 dSPIC-AM 和 dSPIC-RM。特别地，dSPIC 使用 Adam 作为优化器，使用 ReLU 函数实现非线性处理。

3. 实验验证与分析

1)实验设计

实验评价指标包括准确度、精确度、召回率、特异度、F-1 评分和 AUC 值，数据标记基于 LabelMe 系统完成。

包括原始数据集和扩展数据集在内的每一个数据集划分为训练集和测试集，其比例为 7∶3，即使用每个数据集中的 70%样本训练分类器、30%样本测试分类器。模型的参数设置见表 3-3-10。

表 3-3-10 分类器的参数设置

参数	值
学习率(learning rate)	10^{-3}
优化器(optimizer)	Adam
批大小(batch size)	8/16
迭代次数(epoch)	300

实验运行环境为：Windows 10 操作系统运行在 32GB 内存的 Core i7-9700 CPU上，深度学习平台为 TensorFlow 2.0。

2)实验结果与分析

首先考察数据集的大小和数据扩展对模型分类性能的影响，两个分类器在各评价指标上获得的值分别见表 3-3-11 和表 3-3-12。

表 3-3-11 dSPIC-AM 分类模型在测试集上获得的量化评价指标

	准确度	精确度	召回率	特异度	F-1 评分
原始数据集	0.6910	0.7412	0.6956	0.8273	0.7230
扩展数据集 1	0.7747	0.7883	0.7863	0.8820	0.7860
扩展数据集 2	0.7286	0.7407	0.7528	0.8514	0.7287

表 3-3-12 dSPIC-RM 分类模型在测试集上获得的量化评价指标

	准确度	精确度	召回率	特异度	F-1 评分
原始数据集	0.6955	0.7324	0.6978	0.8345	0.7147
扩展数据集 1	0.7558	0.7437	0.7566	0.8650	0.7530
扩展数据集 2	0.7389	0.7606	0.7756	0.8543	0.7680

由表 3-3-11 和表 3-3-12 给出的量化结果可以看出，整体而言，数据扩展对分类性能的提升起到积极的促进作用，而且几何变换更适合于实现 SPECT 骨扫描图像的数据扩展，即获得的分类性能更好。此外，在基于几何变换的扩展数据集上(扩展数据集 1)，分类器 dSPIC-AM 比 dSPIC-RM 的分类性能更好。此外，相比而言，几何变换更适合于实现 SPECT 骨扫描图像的数据扩展，即获得的分类性能更好。图 3-3-6 通过呈现 dSPIC-AM 的训练和测试性能，进一步说明它的适用性。

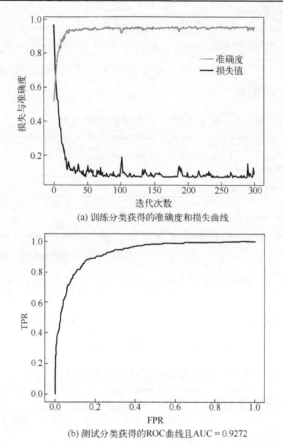

(a) 训练分类获得的准确度和损失曲线

(b) 测试分类获得的ROC曲线且AUC = 0.9272

图 3-3-6　dSPIC-AM 在扩展数据集 1 的训练和测试性能

可以看出，dSPIC-AM 在扩展数据集 1 上获得了最好的分类性能。通过呈现在扩展数据集 1 上获得的细分评分指标值和混淆矩阵，图 3-3-7 进一步说明了 dSPIC-AM 分类全身图像的性能。

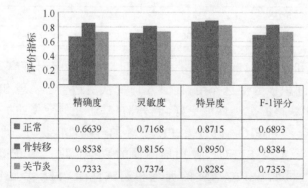

	精确度	灵敏度	特异度	F-1评分
正常	0.6639	0.7168	0.8715	0.6893
骨转移	0.8538	0.8156	0.8950	0.8384
关节炎	0.7333	0.7374	0.8285	0.7353

(a) 所有评价指标的值

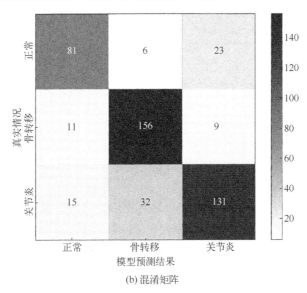

(b) 混淆矩阵

图 3-3-7 dSPIC-AM 在扩展数据集 1 的测试样本上获得的分类混淆矩阵

3.4 疾病的亚类分类

疾病亚类是指同一疾病的不同子类, 如肺癌可进一步分为肺腺癌(adenocarcinoma, AC)、肺鳞状细胞癌(squamous cell carcinoma, SCC)、肺小细胞癌(small cell lung cancer, SCLC)等。以肺癌亚类的识别为目标, 本节提出基于学习技术的分类模型, 包括基于非融合图像和融合图像的分类模型。

3.4.1 非融合图像的分类

本节构建面向肺癌骨转移自动诊断的深度学习分类器, 旨在区分骨显像中是否发生肺癌骨转移及自动识别是否为肺腺癌、肺小细胞癌、肺鳞状细胞癌疾病, 为辅助医生可靠决策提供信息支撑。

1. 数据集构建

实验数据来自三甲医院核医学科, 使用单头 γ 摄像头成像设备(GE SPECT Miuennium MPR)采集图像, 共包括 2185 名被临床诊断为肺癌的患者。成像过程中, 患者静脉注射 ^{99m}Tc-MDP(20~25mCi) 2~5 小时后进行检查, 前后位扫描速度均为 10 厘米/分钟。由于原发性肺癌的罕见性, 肺癌骨转移患者在数据中分布不均, 因此只考虑三个转移性肺癌亚类, 即肺腺癌、肺小细胞癌和肺鳞状细胞癌。原始数据集见表 3-4-1。

表 3-4-1　原始数据集

肺癌亚类	转移类	非转移类
肺腺癌	82	445
肺小细胞肺癌	27	223
肺鳞状细胞癌	26	222

图 3-4-1 给出了多视图融合的 SPECT 图像自动分类的整个流程，主要包括两个阶段：数据准备阶段和分类器构建阶段。

数据准备阶段，针对医学图像处理中通常存在数据样本量少、数据不平衡等问题，为尽可能提高模型的泛化能力，提出面向全身骨显像图像的数据预处理方法，即自适应胸腔区域提取和数据扩展；分类器构建阶段，融合 SPECT 成像的多体位特征，构建面向 SPECT 图像的全监督多视图深度分类器，实现肺癌亚类导致的骨转移的自动诊断。

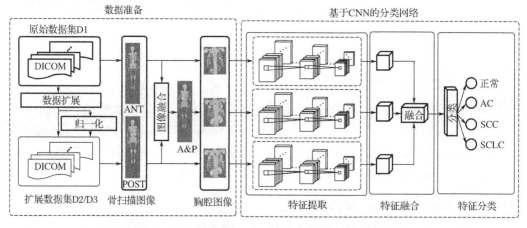

图 3-4-1　多视图融合的 SPECT 图像自动分类

胸腔区域提取、图像数据集扩展的实现采用第 2 章的相应技术实现。除此之外，本节提出的方法使用 max-min 归一化对放射值做归一化处理，根据式（3-4-1），将每个骨显像图像中的示踪剂摄取归一化到区间 $[a, b]$，其中，$a = 0$，$b = 1$。

$$I_{nor} = k \cdot I \mid k = \frac{b-a}{I_{max} - I_{min}} \qquad (3\text{-}4\text{-}1)$$

其中，I_{max} 和 I_{min} 分别为核素吸收量 I 的最大值和最小值。

为了尽可能突出图像中的病变区域，对 SPECT 成像的前位视图和后位视图做融合处理，生成"增强的"图像。设 I_{ANT} 和 I_{POST} 分别表示前后位图像，由式（3-4-2）得到融合图像 $I_{A\&p}$。

$$I_{A\&P} = f(I_{ANT}, Mirr(I_{POST})) \tag{3-4-2}$$

其中，Mirr()表示镜像操作，f()代表矩阵逐点相加运算。

表 3-4-2 给出了使用的原始数据集 D1、归一化扩展数据集 D2 和未经归一化扩展数据集 D3。

表 3-4-2　所使用的数据集概貌

数据集	正常	肺腺癌	肺鳞状细胞癌	肺小细胞肺癌
D1	466	164	52	54
D2	466	328	270	260
D3	466	328	270	260

2. 分类模型构建

由图 3-4-1 可知，所提出的图像分类网络由特征提取、特征融合、特征分类三个子网络构成，下面将分别予以说明。

1）特征提取子网络

特征提取子网络有三个并行通道，每个通道对应一个输入，分别对应前位体位、后位体位和融合图像等三个通道，其网络结构如图 3-4-2 所示。

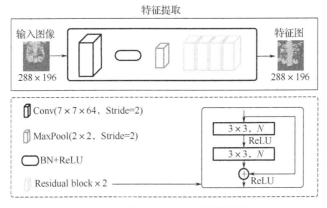

图 3-4-2　特征提取子网络的结构

对输入的原始图像，特征提取子网络首先使用核为 7×7、步长为 2 的卷积层做卷积运算处理，并进行批处理归一化和 ReLU 非线性处理；然后，对输入的特征感受野进行最大池化操作，将该特征图划分为一系列子区域，并输出每个子区域的最大值。采用四组残差块来缓解残差块中跳跃连接可能隐含的过拟合问题，其中，四组残差块为 $N = 64$、128、256、512。

2）特征融合子网络

多视图胸腔骨转移自动诊断模型以三个通道的位图作为输入，分别进行特征提取。对于不同位图提取到的特征信息，采取不同的特征融合策略进行特征融合，包括特征拼接、特征相加和特征最值化等。特征融合的关键在于如何利用多视图信息在不同角度对目标进行分析，结合多角度信息进行判断，对于胸腔骨显像数据的特征融合策略，考虑到胸腔骨显像的特殊性，且从 3 类位图提取到的特征信息源自不同体位，但不同体位的同一热点区域又能相互对应，因此选用特征拼接、特征相加作为胸腔骨显像的特征融合策略，具体见式（3-4-3）和式（3-4-4）：

$$f_l = C[f(l-1)_{\mathrm{ANT}}, f(l-1)_{\mathrm{POST}}, f(l-1)_{\mathrm{ANT+POST}}] \tag{3-4-3}$$

$$f_l = \mathrm{Add}[f(l-1)_{\mathrm{ANT}}, f(l-1)_{\mathrm{POST}}, f(l-1)_{\mathrm{ANT+POST}}] \tag{3-4-4}$$

其中，f_l 代表第 l 层的特征，C 代表特征拼接运算，Add 代表特征相加运算，由式（3-4-3）和式（3-4-4）可得，第 l 层的特征由前一层输出的特征经融合获得。

特征融合子网络的结构如图 3-4-3 所示，其中，ANT 为前位视图、POST 为后位视图、A&P 为融合视图。

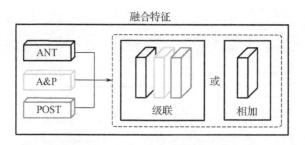

图 3-4-3　特征融合子网络的结构

3）特征分类子网络

特征分类子网络由 3 个包含 ReLU 非线性操作的全连接层、2 个 Dropout 层和 1 个 Softmax 层组成（图 3-4-4）。相比于全局平均池化，全连接层能较好地对融合特征做进一步提取，且全连接层不考虑背景信息，对于胸腔骨显像分类适应能力较好。然而，全连接层容易导致引发过拟合，为此所提出的特征分类子网络采用 Dropout 层减轻过拟合。

特征分类子网络的输出是概率值，最大的概率值指出了 Normal（正常）、AC、SCC 和 SCLC 等四个子类的预测结果。

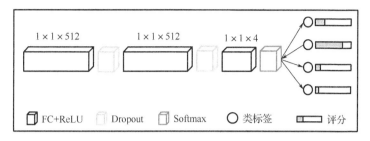

图 3-4-4　特征分类子网络的结构

3. 实验验证及评价

1）实验设计

实验评价指标包括准确度、精确度、召回率、F-1 评分。数据标注基于 LabelMe 系统完成。实验中，每个数据集划分为训练集（70%）和测试集（30%），即每个数据集中 70% 的样本用于训练分类模型，其余 30% 用于测试分类模型。实验基于深度学习框架 TensorFlow 2.4，系统环境为 Windows 10，硬件环境为 CPU 英特尔酷睿 i7-9700，内存 32GB。

2）实验结果与分析

当优化器选用 SGD、特征融合方案选用连接（concatenation）且学习率设为 10^{-2} 时，表 3-4-3 给出了各评价指标的量化值。

表 3-4-3　模型在不同数据集上获得的性能评价

数据集	准确度	精确度	召回率	F-1 评分
D1	0.6171 ± 0.0450	0.3938 ± 0.0187	0.3125 ± 0.0300	0.2875 ± 0.0313
D2	0.7199 ± 0.0094	0.7400 ± 0.0150	0.7000 ± 0.0025	0.7081 ± 0.0094
D3	0.5163 ± 0.1904	0.4083 ± 0.2892	0.4825 ± 0.2200	0.4100 ± 0.2900

从表 3-4-3 可以看出，数据扩展可有效提升模型的分类性能，这是因为相对于原始数据集 D1，CNN 模型可以从扩展数据集 D2 提取到更为丰富的图像特征信息。然而，D3 数据集上各评价指标的方差较大，这是由于骨显像的成像方式使得骨显像图像像素范围不一，归一化操作使得数据特征不稳定从而影响了分类网络的分类性能。

进而使用数据集 D2 中的测试样本，进一步研究不同优化器和特征融合方案对分类性能的影响，获得的量化评价指标值分别见表 3-4-4 和表 3-4-5。

从表 3-4-4 和表 3-4-5 可以看出，在多视图网络的融合操作中，特征拼接比特征相加更适合于 SPECT 图像的特征分类。而且，以 SGD 为优化器的分类网络在所有评价指标上取得了最佳分类效果。

表 3-4-4　在数据集 D2 中，优化器对分类性能的影响 1
[融合策略= concatenation，学习率(learning rate)= 10^{-2}]

优化器	准确度	精确度	召回率	F-1 评分
SGD	0.7199 ± 0.0094	0.7400 ± 0.0150	0.7000 ± 0.0025	0.7081 ± 0.0094
Adam	0.6090 ± 0.0601	0.5975 ±0.0625	0.5825 ± 0.0675	0.5792 ± 0.0733
RMSprop	0.3157 ± 0.0000	0.0800 ± 0.0000	0.2500 ± 0.0000	0.0600 ± 0.0000

表 3-4-5　在数据集 D2 中，优化器对分类性能的影响 2
[融合策略= addition，学习率(learning rate)= 10^{-2}]

优化器	准确度	精确度	召回率	F-1 评分
SGD	0.6616 ± 0.0150	0.6950 ± 0.0101	0.6475 ± 0.0100	0.6587 ± 0.0088
Adam	0.5539 ± 0.1002	0.5808 ± 0.0617	0.5300 ± 0.0975	0.5008 ± 0.1267
RMSprop	0.3959 ± 0.0794	0.3275 ± 0.2450	0.3558 ± 0.2017	0.2691 ± 0.2784

　　为了进一步考察深度网络的学习率对分类性能的影响，表 3-4-6 给出各评价指标的量化值。可以看出，在特征融合子网络中采用特征拼接方案时，使用动量 MT 为 0.30 的 SGD 优化器，分类网络在未归一化扩展数据集 D2 上获得了最好的测试性能。图 3-4-5 和图 3-4-6 给出了自定义分类网络在不同参数下得到的 ROC 曲线和混淆矩阵。

表 3-4-6　在数据 D2 中，学习率分类性能的影响
[优化器=SGD，融合策略=concatenation，LR = learning rate，MT = momentum]

LR	MT	准确度	精确度	召回率	F-1 评分
10^{-3}	无	0.5964 ± 0.0051	0.6099 ± 0.0099	0.5591 ± 0.0134	0.5583 ± 0.0142
	无	0.7199 ± 0.0094	0.7400 ± 0.0150	0.7000 ± 0.0025	0.7081 ± 0.0094
	0.90	0.3157 ± 0.0000	0.08 ± 0.0000	0.25 ± 0.0000	0.06 ± 0.0000
10^{-2}	0.45	0.7274 ± 0.0169	0.7537 ± 0.0163	0.7131 ± 0.0119	0.7225 ± 0.0175
	0.30	0.7392 ± 0.0006	0.7592 ± 0.0008	0.7242 ± 0.0008	0.7292 ± 0.0033
	0.20	0.7293 ± 0.0150	0.7633 ± 0.0092	0.7057 ± 0.0243	0.7183 ± 0.2170

　　综合前述模型在不同参数设置获得的分类性能可以看出，当学习率 LR= 10^{-2}，动量 MT= 0.3 时，分类模型性能达到最优。借助于图 3-4-7 给出的一组实例，简要讨论导致误分类的原因。

　　正常和病变间的错误分类：^{99m}Tc-MDP 在良性病变区域有着与骨转移相似的视觉表现，分类网络将良性病变识别为转移病变(图 3-4-7 中的 A-1-3)。具有较大矿化表面积的非病变骨骼(如活性较高的脊柱和骨小梁)在骨显像图像上有着较强的药物浓聚，给基于 CNN 的模型自动分类带来了巨大的挑战，导致包括转移病灶的图像被误分类为正常(图 3-4-7 中的 A-2-1 和 A-3-1)。

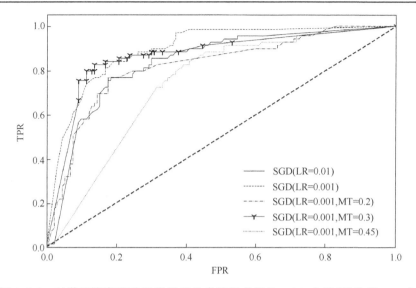

图 3-4-5　对学习速率和动量微调后分类网络获得的 ROC 曲线(优化器=SGD)

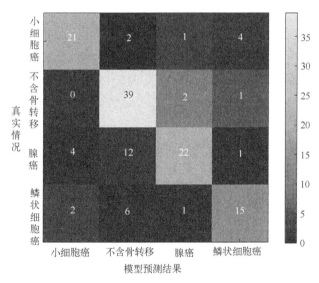

图 3-4-6　分类网络得到的混淆矩阵
(优化器=SGD，融合策略=concatenation，LR=10^{-2}，MT=0.3)

　　病变亚类间的错误分类：对病变图像进行准确分类是极具挑战性的任务，这是因为骨转移通常在中轴骨骼等区域呈现出不规则分布，通常表现出病灶大小、形状和强度方面的较大差异。例如，AC 类病灶不规则分布的放射性可能模仿 SCLC 或 SCC 类病灶,同样也会导致 SCC 和 SCLC 类病灶之间的错误分类(图 3-4-7 中的 B-3-0 和 B-0-3)，以及 SCC 和 AC 类病灶之间的错误分类(图 3-4-7 中的 B-2-3)情况。

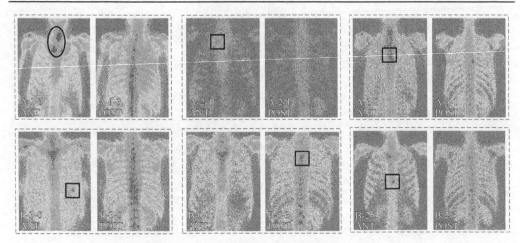

图 3-4-7　分类网络错误分类图像的实例

（{0,1,2,3}表示{SCLC，正常，AC，SCC}，椭圆和矩形分别表示良性和转移性病变。
上排：正常和患病类别之间的错误分类；下排：骨转移病变亚类间的错误分类）

　　未来可采取如下方案缓解上述问题：收集大量骨扫描图像数据，构建较大规模的数据集，以便基于 CNN 的分类模型可从不同疾病的骨显像图像中提取更加丰富的代表性图像特征，以提高模型对正常和病变图像的判别能力；融合骨显像图像和病理检测结果，做大规模数据的联合统计分析，进而开发多模态融合的分类模型，在提升模型检测能力的同时，提高其泛化能力。

3.4.2　残差与注意力结合的图像分类

　　同样以肺癌亚类引发的骨转移的自动诊断为目标，本节提出融合残差与注意力机制的图像分类模型，实现全身 SPECT 图像的自动分类。

1. 数据集构建

　　实验数据来自三甲医院核医学科,使用单头 γ 相机（GE SPECT Millennium MPR）采集图像，患者静脉注射 ^{99m}Tc-MDP（20～25mCi），采集 506 名临床诊断为肺癌的患者。因图像收集过程中可能存在样本记录不完整的问题，从 506 例患者中只采集到了 1011 个图像，将这些图像划分为三个子类：非骨转移类（n=614，约占 60.73%）、腺癌骨转移类（n=237，约占 23.44%）和非腺癌类（n= 160，约占 15.83%）。

　　数据扩展采用第 2 章给出的几何变换技术，为确保不同子类样本之间的基本平衡，从非骨转移类中随机选取 226 张图像，将原始图像组织为数据集 D1，如表 3-4-7 所示，在 D1 上应用数据扩展技术，得到扩展数据集 D2，而 D3 是经对 D2 中的图像做融合处理后获得的数据集。

表 3-4-7 实验数据集概况

数据集	腺癌骨转移	非腺癌骨转移	非骨转移
D1	237	160	226
D2	624	640	614
D3	318	320	307

2. 分类器构建

表 3-4-8 中给出了本节提出的 26 层分类网络的结构，包括 1 个卷积层(Conv)、1 个归一化层(Norm)、1 个池化层(Pool)、一组具有不同核的残差卷积层(RA-Conv)、1 个全局平均池化层(GAP)和 1 个 Softmax 层。

表 3-4-8 基于 CNN 的 26 层分类模型的网络结构

层	配置
Conv	7×7, 64, Stride = 2
Norm	BatchNorm
Pool	3×3 Max pooling, Stride = 2
RA-Conv_2	$\begin{bmatrix} 3\times3, 64 \\ 3\times3, 64 \end{bmatrix}\times2$
RA-Conv_3	$\begin{bmatrix} 3\times3,128 \\ 3\times3,128 \end{bmatrix}\times3$
RA-Conv_5	$\begin{bmatrix} 3\times3,256 \\ 3\times3,256 \end{bmatrix}\times5$
RA-Conv_2	$\begin{bmatrix} 3\times3,512 \\ 3\times3,512 \end{bmatrix}\times2$
GAP	
Softmax	

对大小为 256×1024 的输入图像，首先进行核为 7×7 的卷积处理，计算出特征图；然后，进行批归一化处理和核为 3×3 的最大池化处理。之后将卷积层和残差连接组合形成残差卷积块(图 3-4-8)。依注意力模块是否位于残差模块内部，模型有 inRA-Conv 和 outRA-Conv 之分。

残差连接的使用减少了训练参数和训练时间，而注意力机制可使模型只聚焦病灶区域从而提取更丰富的信息。相应地，构建两个分类器，分别为 Classifier-inRAC 和 Classifier-outRAC。通道注意力和空间注意力的形式化表示与上节相同。

3. 实验验证及评价

1)实验设计

实验评价指标包括准确度、精确度、召回率、F-1 评分和 AUC 值。实验中，

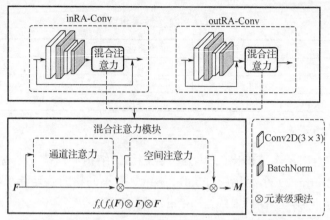

图 3-4-8　融合注意机和残差模块的卷积结构图

数据集按照 7∶3 进行划分，即每个数据集中 70% 的样本用于模型训练，其余 30% 的样本用于模型测试。实验运行环境为：Windows 10 操作系统，TensorFlow 2.0 平台，CPU 为 i7-9700，内存为 32GB。模型的参数配置见表 3-4-9。

表 3-4-9　分类器的参数设置

参数	值
学习率（learning rate）	0.01
优化器（optimizer）	Adam
批大小（batch size）	32
批次（epoch）	300

2）实验结果与分析

由表 3-4-10 给出的分类器 Classifier-inRAC 和 Classifier-outRAC 在数据集 D3 上获得的测试结果，可以看出 Classifier-inRAC 获得了优于 Classifier-outRAC 的图像分类性能。

表 3-4-10　Classifier-inRAC 和 Classifier-outRAC 在数据集 D3 上的测试性能

分类器	准确度	精确度	召回率	F-1 评分
Classifier-inRAC	**0.7782**	**0.7799**	**0.7823**	**0.7764**
Classifier-outRAC	0.6725	0.7233	0.6831	0.6723

为了考察分类器 Classifier-inRAC 在其他数据集的分类性能，表 3-4-11 给出了 Classifier-inRAC 在三个数据集中测试样本上获得的评价指标值。

图 3-4-9 给出了分类器 Classifier-inRAC 在数据集 D3 上分类测试样本获得的 ROC 曲线，其中，AUC 值 = 0.8364。

表 3-4-11　Classifier-inRAC 在数据集 D1、D2 和 D3 中的测试性能

数据集	准确度	精确度	召回率	F-1 评分
D1	0.6150	0.6324	0.6227	0.6058
D2	0.6968	0.7001	0.7024	0.6930
D3	**0.7782**	**0.7799**	**0.7823**	**0.7764**

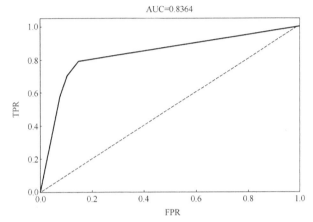

图 3-4-9　Classifier-inRAC 在 D3 中对测试样本进行分类得到的 ROC 曲线和 AUC 值

根据分类器 Classifier-inRAC 区分不同子类样本的性能,图 3-4-10 和图 3-4-11 分别给出了混淆矩阵和各评价指标的值,从中可以看出,区分骨转移图像的亚类比区分骨转移图像和非骨转移图像更具挑战性,其中有 22 个腺癌骨转移图像被错误地识别为非腺癌骨转移图像。

使用数据集 D3 中的测试样本,进一步考察所提出的分类器的网络结构和网络深度对分类性能的影响。表 3-4-12 给出了从 Classifier-inRAC 中移除残差结构和混合注意力模块前后,所提出的分类器 Classifier-inRAC 获得的评价指标。

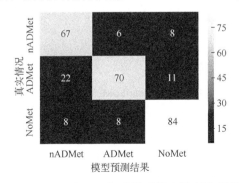

图 3-4-10　Classifier-inRAC 在 D3 中对测试样本进行分类得到的混淆矩阵
(nADMet:非腺癌骨转移;ADMet:腺癌骨转移;NoMet:非骨转移)

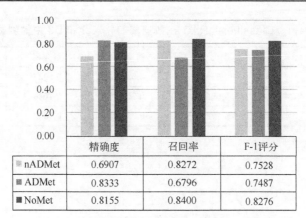

图 3-4-11　Classifier-inRAC 在 D3 中对测试样本进行子类分类获得的评价指标

表 3-4-12　在数据集 D3 上网络结构对分类性能的影响

残差结构	混合注意力机制	准确度	精确度	召回率	F-1 评分
×	×	0.6937	0.7032	0.7000	0.6940
×	√	0.7042	0.7416	0.7047	0.7031
√	×	0.7500	0.7614	0.7532	0.7497
√	√	**0.7782**	**0.7799**	**0.7823**	**0.7764**

　　由表 3-4-12 可以看出，当 Classifier-inRAC 同时包含残差结构和混合注意力模块时，获得的分类性能最佳。另外，残差连接比混合注意力机制对分类性能有更大的贡献。

参 考 文 献

曹传贵, 林强, 满正行, 等, 2021. 基于 VGG 的 SPECT 骨扫描图像关节炎分类[J]. 西北民族大学学报（自然科学版）, 42(2): 36-45.

增思涛, 曹永春, 林强, 等, 2021. 基于 ResNet 深度模型的 SPECT 肺灌注图像分类[J]. 西北民族大学学报（自然科学版）, 42(2): 27-35.

Guo Y, Lin Q, Zhao S, et al, 2022. Automated detection of lung cancer-caused metastasis by classifying scintigraphic images usng convolutional neural network with residual connection and hybrid attention mechanism[J]. Insights into Imaging: 13-24.

Li T, Lin Q, Guo Y, et al, 2022. Automated detection of skeletal metastasis of lung cancer with bone scan using convolutional nuclear network[J]. Physics in Medicine and Biology, 67(1): 15004.

Lin Q, Cao C, Li T, et al, 2021a. dSPIC: A deep SPECT image classification network for automated multi-disease, multi-lesion diagnosis[J]. BMC Medical Imaging, 21(1): 122.

Lin Q, Cao C, Li T, et al, 2021b. Multi-class classification of whole-body scintigraphic images using self-defined convolutional neural network with attention modules[J]. Medical Physics, 48(10): 5782-5793.

Lin Q, Li T, Cao C, et al, 2021. Deep learning based automated diagnosis of bone metastases with spect thoracic bone images[J]. Scientific Reports, (11): 4223.

第4章　核医学图像目标检测

目标检测是定位图像中感兴趣目标的计算机视觉任务，它不仅要准确判断每个目标的所属类别，还要以"框"的形式给出每个目标的边界。目标检测在智能医疗、车辆自动驾驶、机器人环境感知等领域都有着广泛的应用价值。受限于图像分辨率低、目标边界模糊等不足，利用传统方法实现目标检测是极具挑战性的工作。近年来，卷积神经网络在目标检测领域取得了较好的成果，受到了日益广泛的关注。基于卷积神经网络的目标检测已经超越传统目标检测方法，成为当前目标检测的主流选择。

4.1　经典目标检测网络

应用卷积神经网络 CNN 的目标检测可分为基于候选区域的目标检测和基于回归的目标检测两大类。其中，基于候选区域的目标检测算法又称二阶段算法，该类算法首先在输入图像上选出候选区域，然后利用卷积神经网络对候选区域进行特征提取和分类；基于回归的目标检测算法又称一阶段算法，该类算法省略了候选区域生成阶段，直接将特征提取、目标分类和目标回归在同一个卷积神经网络中实现，真正意义上实现了端到端的目标检测。本节对经典目标检测模型做一个简要介绍。

目标检测的发展历程可以分为两个阶段：从 1998 年到 2004 年的传统目标检测算法时期；从 2004 年至今的基于深度学习的目标检测算法时期。基于深度学习的目标检测算法主要包括无先验框和有先验框两种方法。图 4-1-1 展示了自 2001 年到 2021 年足足二十年间目标检测模型的发展历程。

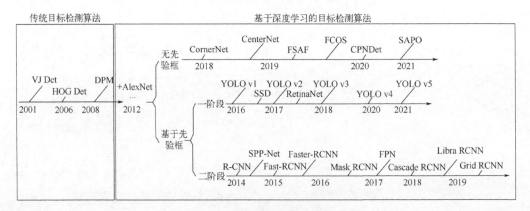

图 4-1-1　目标检测模型的发展历程

4.1.1 一阶段目标检测模型

经典的一阶段目标检测模型主要包括 YOLO、SSD 和 RetinaNet，本节将对这些深度模型做简要概述。

1. YOLO 模型

YOLO(you only look once)是由 Joseph 等于 2015 年提出的目标检测模型，是深度学习领域首个一阶段目标检测模型，目前已经发展到 v5 版本。图 4-1-2 给出了 YOLO v1 的网络结构，该模型由 24 个卷积层和 2 个全连接层组成，其中，卷积层用来提取图像特征，全连接层用来预测图像中目标的位置和其所属类别的概率。

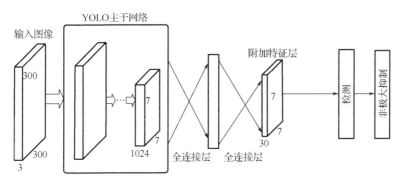

图 4-1-2 YOLO 模型的网络结构

YOLO 网络的主干部分借鉴了 GoogLeNet 分类网络的结构，但并未采用其中的 Inception 模块，而是使用 1×1 卷积层和 3×3 卷积层简单替代了 Inception 模块，用于图像特征的提取，从而提高了模型的泛化能力；输出的特征图经全连接层分类目标并做边界框的回归，以预测目标的位置和其所属类别的概率值；最后去除掉重叠度比较高的边界框，得到最终的检测结果。

YOLO 将目标检测任务转换成回归问题，大大加快了目标检测的速度，但它对目标的定位并不是很精准，检测精度不高。由于 YOLO 网络的输出层为全连接层，在目标检测应用中，YOLO 训练模型只支持与训练图像大小相同的输入，因而其应用范围有一定的局限性。

2. SSD 模型

单步多框检测器(single shot multibox detector，SSD)模型是 2015 年 Liu 等提出的目标检测模型，主要针对 YOLO 系列模型对目标的尺度比较敏感、对于尺度变化较大的物体泛化能力不足等问题，通过"一步到位"的思想来提高检测速度。SSD 以分层方式提取特征，并依次计算边框回归值和分类概率值，因而适用于多种尺度目标的检测任务。SSD 模型的网络结构如图 4-1-3 所示，特征提取部分选用 VGG-16 作为主干网络。

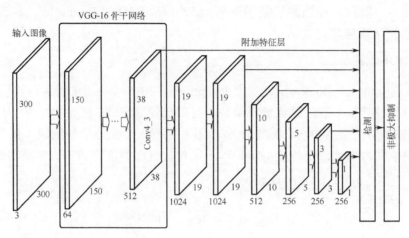

图 4-1-3　SSD 模型的网络结构

由于不同层次的特征图代表着不同层级的语义信息，低层的特征图含有更多的细节，能提高检测的性能，适合小尺度目标的学习；相反，高层的特征图适合于对大尺度的目标进行学习。因此，SSD 模型首先通过在主干网络之后添加额外的特征层，生成大小不同的先验框，以匹配不同尺寸的待检测目标；然后，通过使用 Softmax 分类以及边框回归得到待检测目标的概率以及所在框的坐标；最后，通过非极大抑制减小同一目标位置上产生的大量冗余先验框。

与之前的检测模型相比，SSD 模型引入了多尺度检测技术，可以在网络的不同层上检测不同大小的目标，显著提升了一阶段检测器的检测精度，尤其是对小尺度目标的检测具有更好的适用性。因此，SSD 模型在检测精度和速度上都具有一定的优势。

3. RetinaNet 模型

一阶段目标检测算法的优点在于网络结构简洁、检测速度快，但其检测精度却不及二阶段检测算法。"前景–背景"类别失衡是造成一阶段目标检测算法精度低的主要原因。鉴于此，Girshick 等于 2017 年提出了 RetinaNet 模型，网络的主干部分是由 ResNet 和特征金字塔网络(feature pyramid networks，FPN)构成，其网络结构见图 4-1-4。

输入图像首先经过主干网络提取特征后，得到特征金字塔；然后，对每层特征金字塔分别使用分类子网络和检测框位置回归子网络，即特征金字塔每层都相应产生目标类别与位置的预测，最后将其融合起来，同时使用非极大抑制来得到最后的检测结果。

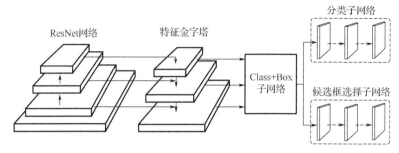

图 4-1-4　RetinaNet 网络结构图

RetinaNet 网络通过改写标准的交叉熵损失函数定义了一种新的损失函数，即焦点损失（focal loss），使得模型在检测过程中将更多的注意力放在较难、分类错误较多的示例上，有效缓解了类别失衡的目标检测问题。

4.1.2　二阶段目标检测模型

经典的二阶段目标检测模型主要包括 R-CNN、SPP-Net、Fast-RCNN 和 Faster-RCNN，本节将对这些经典模型做简要概述。

1. R-CNN 模型

R-CNN（region-CNN）是加州大学伯克利分校的 Girshick 于 2014 年提出的目标检测算法，是第一个成功将卷积神经网络应用到目标检测任务的深度学习算法。如图 4-1-5 所示，R-CNN 模型由三部分构成：候选框的生成、区域特征的提取和分类。

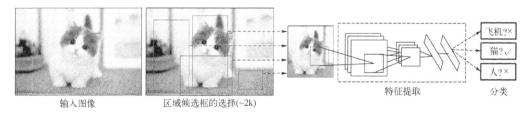

图 4-1-5　R-CNN 模型结构图

R-CNN 算法首先根据输入图像在颜色、纹理和尺寸等特征方面存在的差异，使用选择性搜索算法生成 2000 多个候选框，然后应用卷积神经网络进行特征提取，其次使用支持向量机（support vector machine，SVM）分类器对提取出的特征进行分类，最后使用非极大抑制筛除重复度较高的候选框。

卷积神经网络的引入使得 R-CNN 比传统目标检测算法获得了更好的检测效果，但其在第一步对原始图像生成的候选框多达 2000 个，然而每个候选框均需要

CNN 提取特征并经 SVM 进行分类，庞大的计算量导致 R-CNN 检测速度较慢。因此，低效率是 R-CNN 模型的主要不足。

2. SPP-Net 模型

SPP-Net(spatial pyramid pooling net)是何恺明等于 2015 年提出的目标检测模型，其工作流程与 R-CNN 类似，仍然使用卷积神经网络提取特征并生成 2000 多个候选框，最后利用 SVM 做分类。与 R-CNN 不同的是，SPP-Net 通过空间金字塔实现了对多尺度输入的处理，其模型的网络结构如图 4-1-6 所示。

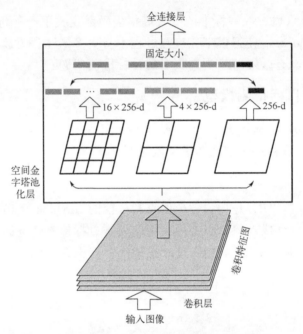

图 4-1-6　SPP-Net 模型的网络结构

通过在最后一个卷积层后引入金字塔池化层，SPP-Net 保证传入到全连接层的特征图大小相等。然而，在传统 CNN 网络中，当输入图像的大小固定后，模型的输出则是一个维数固定的向量。SPP-Net 在传统 CNN 网络结构中加入了 RoI 池化层，该层中每个池化层的卷积核会根据输入做大小调整，使得网络的输入图像可以是任意大小，但输出却保持不变。除此之外，SPP-Net 只对原始输入图做一次卷积计算，得到整张图的卷积特征，然后找到每个候选框在特征图上对应的卷积特征，将此特征作为每个候选框的卷积特征输入到空间金字塔池化层及之后的层，来完成特征提取工作。

相比于 R-CNN 要对每个区域均做计算卷积，SPP-Net 只需要计算一次卷积，从而节省了大量计算时间，且 SPP-Net 设计可以处理任意大小的输入图像，将尺度固化放在全连接之前更是保证了图像数据的完整性。

3. Fast R-CNN 模型

受 R-CNN 和 SPP-Net 模型结构的启发，Girshick 于 2015 年提出了 Fast R-CNN 模型，该模型的网络结构如图 4-1-7 所示。

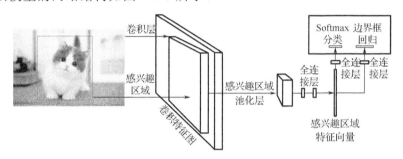

图 4-1-7　Fast R-CNN 模型的网络结构

Fast R-CNN 模型中提出了 RoI 池化层，解决了候选框子图必须将图像裁剪缩放到相同尺寸大小的问题。RoI 池化层类似于空间金字塔池化层，但为了减少计算时间，它只有单一类型的尺寸。另外，Fast R-CNN 还提出了多任务损失函数的思想，将分类损失和边框定位回归损失结合在一起统一训练，最终输出对应的分类概率和边框坐标。

4. Faster R-CNN 模型

针对 R-CNN 和 Fast R-CNN 模型使用选择性搜索算法生成候选框耗时巨大的问题，Girshick 于 2016 年提出了 Faster R-CNN 模型，该模型提出了区域生成网络(region proposal network，RPN)进行候选框的获取，从而避免了选择性搜索算法的使用。由图 4-1-8 可以看出，Faster R-CNN 在结构上将特征提取、先验框选择、边框回归和分类整合到同一个网络中，使得目标检测的综合性能有了较大提升，在检测速度方面尤为明显。

Faster R-CNN 网络由卷积层、RPN

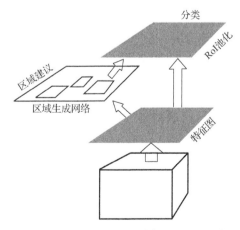

图 4-1-8　Faster R-CNN 模型的网络结构

层、RoI 池化层和分类层组成。在卷积层中，原始图像经过多次"卷积–池化"后提取特征图，供后续的 RPN 网络和全连接层使用。RPN 层用于生成候选框，并判断候选框是前景还是背景，提取前景候选框，通过边界框回归调整候选框的位置，从而获得特征子图。RoI 层将大小不同的特征子图经池化生成相同大小的特征图，然后送入后续的全连接层再次对边界框进行回归从而获得准确的形状和位置。

4.2 单疾病病灶检测

SPECT 图像固有的低空间分辨率连同全身骨扫描图像的大尺寸，为医生以手工方式定位病灶带来了巨大挑战，不仅影响诊断效率，同时也是漏报的主要原因。聚焦单一疾病的病灶自动检测，以局部 SPECT 骨扫描图像为对象，本节提出骨转移病灶的自动检测方法。

4.2.1 数据集构建

实验数据来自三甲医院核医学科，使用单头 γ 照相机实现 SPECT 全身骨扫描图像的收集。图像采集过程中，患者静脉注射 ^{99m}Tc-MDP（20～25mCi）2～5 后小时采集图像；共收集 306 个包含骨转移疾病的全身 SPECT 图像。

应用第 2 章的区域切分技术，从每个全身 SPECT 图像中切分出大小为 256 × 256 的胸腔图像，具体过程如图 4-2-1 所示。

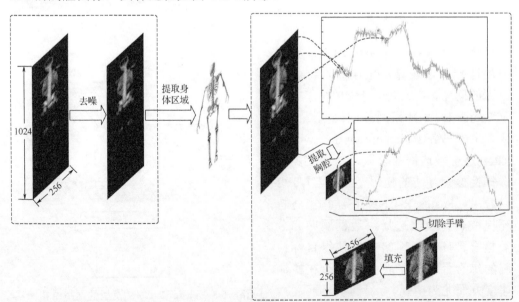

图 4-2-1 从原始 1024 × 256 全身骨扫描图像中裁剪出大小为 256 × 256 的胸腔区域

同样应用第 2 章给出的 LabelMe 标注系统，对胸腔区域图像做标注处理，以获得图像数据的真实情况（图 4-2-2）。

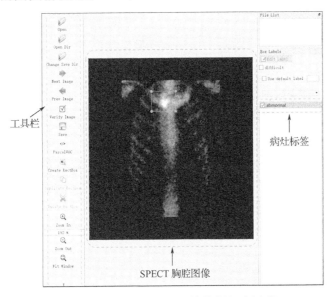

图 4-2-2　基于 LabelMe 的数据标注过程

经过上述处理后，构建了由 306 个带标签胸腔图像构成的数据集，供目标检测模型训练和测试之用。

4.2.2　检测模型构建

图 4-2-3 给出了所构建的目标检测模型的网络结构，整个网络由特征提取子网络、候选框选择子网络、复合检测器模块和非极大抑制模块四部分组成。

1. 特征提取子网络

考虑到 ResNet 模型中的残差块可将原始特征引入到后续特征，以有效缓解梯度弥散和梯度消失问题。因此，本节所提出的目标检测网络以 ResNet-29 作为基础网络，用于捕获图像的层级特征信息。

如图 4-2-3 所示，ResNet-29 共包括四组残差模块，随着网络层数的增加，模型提取到的特征愈加丰富。特别是，模型中每组残差模块分别有 3、3、5、3 个残差块，例如，在第三组残差模块中设置了 5 个残差块，每个残差块由两个卷积层和一个残差连接组成。为减小计算量，将标准残差块中两个 3×3 卷积替换为 3×3 卷积和 1×1 的卷积。根据其作用的不同，分别使用了 Res-1 和 Res-2 两种残差块，其中，输入到 Res-1 残差块的特征图和从该残差块输出的特征图的大小和通道数完全相同，因此将输入和输出特征直接相加；当输入和输出特征图大小与通道数不同时，通过残差块 Res-2 来改变特征图的大小和通道数，进而达到特征相加的目的。

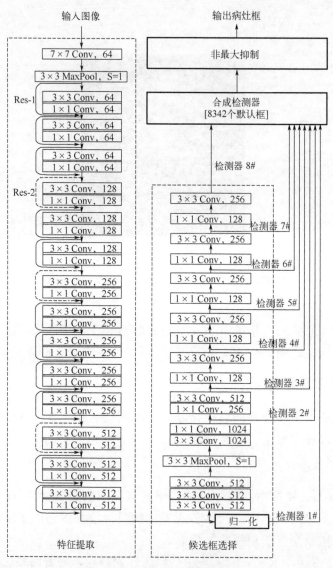

图 4-2-3 目标检测模型结构图

2. 候选框选择子网络

1) 不同大小特征图的生成

在病灶检测过程中，通过将不同尺寸和比例的先验框组合，确保能够涵盖原始图像中不同大小和形状的病灶。鉴于此，在基础网络的末端添加了卷积特征层作为候选框选择子网络。候选框选择子网络主要负责生成尺寸不同的特征图，以获得大小不同的先验框。由于小目标的检测往往依靠大分辨率的浅层特征图，为了更好匹配小尺寸的病灶，在模型中分别增加了候选框选择子网络中浅层特征图的个数。

当模型接收到来自残差块输出的特征图后，为了减小它与后续特征图的差异，对特征图进行 L_2 归一化处理，生成了第一个检测器。归一化公式为

$$\hat{x} = \frac{x}{\sqrt{\sum_{i=1}^{d} |x_i|^2}} \tag{4-2-1}$$

其中，$x = (x_1, \cdots, x_d)$ 为最后一个残差块的输出。

假设上一个检测器的输出为 y_i，通过函数映射后输出作为下一个检测器的输入，其形式化表示为

$$y_{i+1} = f(\delta(w \cdot y_i + b)) \tag{4-2-2}$$

其中，δ 为激活函数，函数 f 为不同尺寸、不同通道数的卷积操作，w 和 b 分别为 y_i 的权重和偏置。通过函数 f 分别输出大小为 32×32、16×16、13×13、11×11、9×9、7×7、5×5、3×3、1×1 的 9 个特征图，在减小特征图大小的同时，增加了特征图的个数。将 9 个特征图作为检测器，用于选取大小不同的先验框。

2) 先验框长宽的确定

将候选框选择子网络中生成的用于先验框选取的特征层称为有效特征层，从有效特征层中选取先验框时，需要得到先验框的实际大小和数量。不同层的特征图单元生成先验框的数量不同，分别为 4、6、6、6、6、6、6、4、4 个。每个先验框具有尺寸和长宽比两个方面的属性，可通过先验框的尺寸和长宽比计算出先验框的实际长宽。当有效特征图减小时，特征图单元中先验框的尺寸增加，增加的大小遵循式 (4-2-3)：

$$S_k = S_{\min} + \frac{S_{\max} - S_{\min}}{m-1}(k-1), \quad k \in [1, m] \tag{4-2-3}$$

其中，m 指用于先验框提取的特征图个数，即有效特征层的个数；S_k 代表先验框尺寸相对于输入图像的比例，$S_{\min}$ 和 $S_{\max}$ 表示比例的最小值与最大值，在 SSD 原模型中它们分别取值为 0.2 和 0.9。

对于第一个有效特征层而言，其特征图单元先验框尺寸比例设置为 $S_{\min}/2 = 0.1$，即先验框尺寸为 256×0.1≈25；对于后面的特征图，先验框尺寸依照式 (4-2-3) 依次增加。根据式 (4-2-3) 计算，得到改进模型中先验框的尺寸，分别为 $SC_k = (25, 51, 73, 96, 118, 140, 163, 185, 208, 230)$。

在原始 SSD 模型中，先验框的长宽比通常设置为 $ar = \{1,2,3,1/2,1/3\}$，除此之外，另设置一个尺寸为 $SC_k = \sqrt{SC_k SC_{k+1}}$ 且长宽比 $ar = 1$ 的先验框，记为 1′，即每个特征图单元都设置了两个长宽比为 1 但大小不同的先验框，。因此，每个特征图单元原则上有 6 种先验框。需要注意的是，第一层和最后两层的特征图只使用 $ar=\{1',1,2,1/2\}$ 共 4 种。

在先验框尺寸和长宽比已知的情况下，通过式(4-2-4)可以计算出先验框实际的高度 h 和宽度 w。

$$\begin{cases} h = SC_k / \sqrt{ar} \\ w = SC_k \times \sqrt{ar} \end{cases} \tag{4-2-4}$$

表 4-2-1 给出了本节所提出的模型有效特征层的大小、先验框长宽比以及先验框数量的取值。

表 4-2-1　先验框尺寸、长宽比以及先验框数量取值

特征图大小	先验框尺寸(SC_k)	先验框长宽比(ar)	先验框的数量	合计
32×32	25	{1′, 1, 2, 1/2}	32×32×4	
16×16	51	{1′, 1, 2, 3, 1/2, 1/3}	16×16×6	
13×13	73	{1′, 1, 2, 3, 1/2, 1/3}	13×13×6	
11×11	96	{1′, 1, 2, 3, 1/2, 1/3}	11×11×6	
9×9	118	{1′, 1, 2, 3, 1/2, 1/3}	9×9×6	8342
7×7	140	{1′, 1, 2, 3, 1/2, 1/3}	7×7×6	
5×5	163	{1′, 1, 2, 3, 1/2, 1/3}	5×5×6	
3×3	185	{1′, 1, 2, 1/2}	3×3×4	
1×1	208	{1′, 1, 2, 1/2}	1×1×4	

3) 先验框到原图的映射

在将不同大小的先验框映射到原图时，首先需要确定每个有效特征层分别与输入图像的大小对应关系。将原始图像逐一划分为与每个有效特征层具有相同的网格数，以每个网格中心点作为中心，计算出先验框的实际长宽并在原图上画框。

图 4-2-4 反映了 8×8 的特征图其特征图单元生成的先验框在输入的原始图像上的描框过程。可以看到，为了与特征图大小对应，输入图像 256×256 也被划分成了 64 个网格，每个网格的中心即为特征图单元的中心。

3. 复合检测器模块

在获得了 9 个有效特征层后，这些有效特征层在复合检测器模块中会逐一经过两个 3×3 的卷积，如图 4-2-5 所示，并不断输出预测结果。

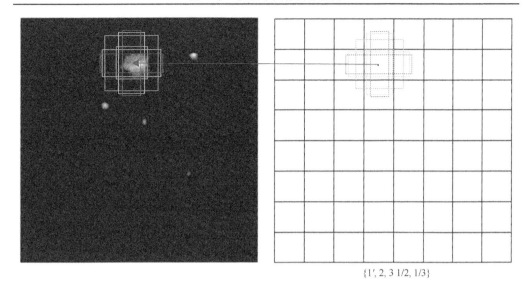

{1′, 2, 3 1/2, 1/3}

图 4-2-4　特征图单元中先验框的选择过程

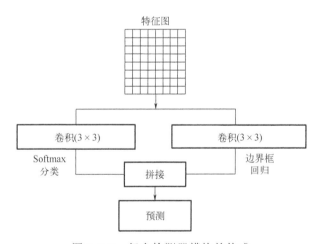

图 4-2-5　复合检测器模块的构成

首先，这些有效特征层经过一个大小为 3×3 的卷积操作后，通过 Softmax 函数计算每个先验框中包含的目标的得分；然后再经过另外一个 3×3 的卷积后通过边界框回归生成一组偏移量，用于预测每个先验框的位置变化情况，最后将这两个输出进行拼接，即得到了边界框中目标的类别以及先验框的偏移。

4. 非极大抑制模块

经过合成检测器模块后，网络会输出所有先验框的类别评分值和位置变化信息，首先选出得分大于给定阈值的先验框。由于先验框的数量较多，同一目标位置上仍然会产生大量冗余的先验框，这些先验框之间会有重叠，因此，进一步使用非极大抑制算法选出与实际框具有最大重合度的先验框。

4.2.3　实验验证及评价

1. 实验设计

实验评价指标为 AP，即横坐标为召回率、纵坐标为精确度、P-R 曲线与坐标轴围成的面积。

针对 306 张胸腔 SPECT 图像组成的真实数据集，按 7 ：3 划分成训练集和测试集，其中，212 个样本用于训练，94 个样本用于测试。

实验在 Windows 10 操作系统下进行，实验环境为 Intel（R）Core（TM）i7-9700 cpu@3.00GHz，运行内存为 32G，采用 TensorFlow2.0 框架。实验中模型的参数设置见表 4-2-2。

表 4-2-2　实验过程中的参数设置

参数	值
学习率	10^{-4}
优化器	Adam
迭代次数	300

2. 实验结果及分析

图 4-2-6 给出了使用本节所提出模型测试时的 P-R 曲线图，其 AP 值为 79.11%。通过图 4-2-7 中的 AP 值来检验候选框选择子网络中特征图的大小和数量对检测性能的影响，图 4-2-7 中特征图大小的配置如表 4-2-3 所示。

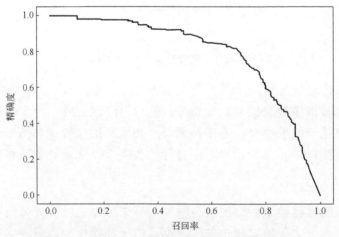

图 4-2-6　本节提出的模型在测试集上的 P-R 曲线

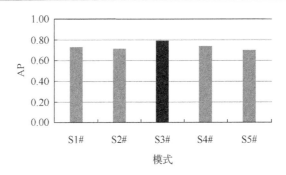

图 4-2-7　不同配置下所提出模型的 AP 得分

表 4-2-3　不同大小和数量的特征图配置

模式	配置
S1#	{32×32; 16×16; 11×11; 7×7; 5×5; 3×3; 1×1}
S2#	{32×32; 19×19; 11×11; 7×7; 5×5; 3×3; 1×1}
S3#	{32×32; 16×16; 13×13; 11×11; 9×9; 7×7; 5×5; 3×3; 1×1}
S4#	{32×32; 19×19; 13×13; 11×11; 9×9; 7×7; 5×5; 3×3; 1×1}
S5#	{32×32; 19×19; 16×16; 13×13; 11×11; 9×9; 7×7; 5×5; 3×3; 1×1}

　　如 S1#、S2#所示，当减少候选框选择阶段的特征图时，检测性能明显下降。这是因为候选框选择阶段，特征图的个数减少，即减小了候选框的总数量，一定程度上降低了候选框与病灶匹配的准确性；而 S1#的检测性能比 S2#略高，可以推测，16×16 的特征图可能与病灶大小更匹配。S4#更进一步地验证了这个观点。从 S5#可以看出，盲目地增加特征图的个数并不一定会提高模型的性能，相反可能会因为特征图数目过多而生成大量的先验框，导致病灶的匹配程度降低从而影响模型的检测性能。

　　从图 4-2-7 可以看出，在候选框选择阶段，使用所提出的模型检测性能最好。图 4-2-8 给出了当使用长宽比不同的先验框时模型的检测性能，可以看出，当使用先验框长宽比越单一时，模型的检测性能越差；适当地增加先验框长宽比的种类可有效提高模型的检测性能。

　　此外，还定义了不同层数残差模块的网络作为基础网络来测试模型的性能，网络结构如表 4-2-4 所示。

　　图 4-2-9 给出了使用原始的 SSD 模型和表 4-2-4 中的网络作为基础网络时模型的指标定量结果。

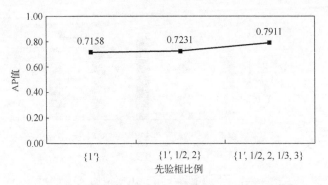

图 4-2-8　不同长宽比先验框对模型性能的影响

表 4-2-4　与 ResNet-29 结构类似但不同层数的网络概述

	ResNet-18	ResNet-27	ResNet-29	ResNet-31	ResNet-34
Layer	网络配置				
Conv	7×7，64，Stride = 1				
Pool	3×3 Max pool，Stride = 1				
Conv1_x	$\begin{bmatrix} 3\times3,64 \\ 1\times1,64 \end{bmatrix}\times2$	$\begin{bmatrix} 3\times3,64 \\ 1\times1,64 \end{bmatrix}\times3$	$\begin{bmatrix} 3\times3,64 \\ 1\times1,64 \end{bmatrix}\times3$	$\begin{bmatrix} 3\times3,64 \\ 1\times1,64 \end{bmatrix}\times3$	$\begin{bmatrix} 3\times3,64 \\ 1\times1,64 \end{bmatrix}\times3$
Conv2_x	$\begin{bmatrix} 3\times3,128 \\ 1\times1,128 \end{bmatrix}\times2$	$\begin{bmatrix} 3\times3,128 \\ 1\times1,128 \end{bmatrix}\times3$	$\begin{bmatrix} 3\times3,128 \\ 1\times1,128 \end{bmatrix}\times3$	$\begin{bmatrix} 3\times3,128 \\ 1\times1,128 \end{bmatrix}\times4$	$\begin{bmatrix} 3\times3,128 \\ 1\times1,128 \end{bmatrix}\times4$
Conv3_x	$\begin{bmatrix} 3\times3,256 \\ 1\times1,256 \end{bmatrix}\times2$	$\begin{bmatrix} 3\times3,256 \\ 1\times1,256 \end{bmatrix}\times5$	$\begin{bmatrix} 3\times3,256 \\ 1\times1,256 \end{bmatrix}\times5$	$\begin{bmatrix} 3\times3,256 \\ 1\times1,256 \end{bmatrix}\times5$	$\begin{bmatrix} 3\times3,256 \\ 1\times1,256 \end{bmatrix}\times6$
Conv4_x	$\begin{bmatrix} 3\times3,512 \\ 1\times1,512 \end{bmatrix}\times2$	$\begin{bmatrix} 3\times3,512 \\ 1\times1,512 \end{bmatrix}\times2$	$\begin{bmatrix} 3\times3,512 \\ 1\times1,512 \end{bmatrix}\times3$	$\begin{bmatrix} 3\times3,512 \\ 1\times1,512 \end{bmatrix}\times3$	$\begin{bmatrix} 3\times3,512 \\ 1\times1,512 \end{bmatrix}\times3$

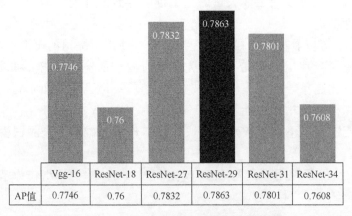

	Vgg-16	ResNet-18	ResNet-27	ResNet-29	ResNet-31	ResNet-34
AP值	0.7746	0.76	0.7832	0.7863	0.7801	0.7608

图 4-2-9　不同层数基础网络的检测性能

　　从图 4-2-9 可以看出，当使用 ResNet-27、ResNet-29、ResNet-31 时，模型的 AP 值均高于原始模型，这是因为原始模型采用 VGG-16 作为主干网络来提取特征，VGG-16 为序列化模型，没有很好利用原始的输入特征，造成了 SSD 模型在特征提取方面的不足。而 ResNet 网络中的残差结构通过短连接将原始的特征引入到网络的后续学习中，避免了在学习过程中随着层数的增加造成的语义信息匮乏的情况。

　　图 4-2-10 分别给出了使用原始模型、使用 ResNet-29 作为特征提取网络以及使用本节所提出的网络实验效果图，图中绿色代表手工标记，红色代表模型预测结果。可以看出，使用原始 SSD 模型时，由于特征提取网络不够完备，致使特征提取得不够充分，出现了部分漏检和误检的病灶区域；而将主干网络换成 ResNet-29 时，特征提取较为丰富，模型误检测的病灶区域减少；当进一步改变浅层特征图大小和增加特征图个数时，模型检测出的结果整体上更准确，且更接近手工标记的结果。

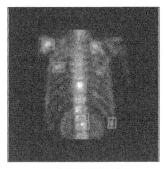 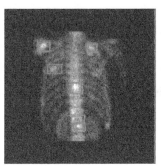 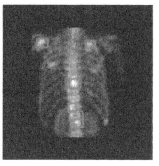

(a) 使用SSD原始模型　　　　　　(b) 特征提取网络使用ResNet-29　　　　　　(c) 使用本节构建的模型

图 4-2-10　不同模型实验效果图（见彩图）

　　实验结果表明，在主干网络中使用残差以及将用于先验框选择的特征图重新设计对实验效果的提升是有效的，残差模块有助于网络聚焦于 SPECT 图像的热点区域。但在整个实验结果中，模型仍然出现了一定的误检和漏检情况。

　　图 4-2-11 给出了使用所提出的模型报告的部分误测情况。图 4-2-11(a) 表明由于不同患者之间代谢的差异，导致存在部分病灶区域对放射性药物吸收较少，病灶点的放射值低，使得模型不能很好地将病灶区域检测出来。图 4-2-11(b) 和图 4-2-11(c) 表明，由于人体某些特定器官为核素药物的高浓聚区域，如肾、膀胱等，使得这些部位对放射性药物的吸收较多，造成了药物堆积形成"亮点"的情况，这无疑也为模型正确检测病灶目标带来了挑战。

　　影响模型检测性能的主要原因可概括为：SPECT 图像存在较高的敏感性和较

低的特异性，即放射值较高的正常区域容易被误检为病灶，包含病灶的区域未被检测出来，直接导致了检测结果中的误检和漏检；不同医疗机构之间的医学研究数据交换往往受到数据保护、隐私保护和数据主权法规的约束，导致医学数据收集困难，数据样本量少。而对以大量样本为性能发挥前提的深度学习模型而言，小样本数据对模型学习到的特征的丰富性进行了限制；SPECT 图像的空间低分辨率使得人工数据标注存在一定的误差，而当使用具有一定偏差的标签训练模型时，必然也会造成结果的不准确性。

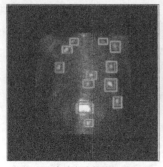 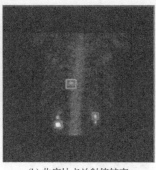 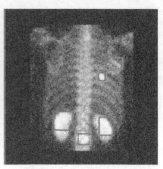

(a) 病灶点放射值较低　　　　(b) 非病灶点放射值较高　　　　(c) 部分器官放射值较高

图 4-2-11　实验中存在的错误检测情况

总之，当对 SSD 模型进行改进后，对于检测 SPECT 骨扫描图像中的病灶点是可行的，且深度学习技术有潜力作为一种新兴技术用于自动病灶检测任务。

4.3　多疾病病灶检测

在 SPECT 图像的病灶检测中，不仅一种疾病可能有多个病灶点，而且同一个图像中可能包含多种疾病的病灶，即所谓的多疾病病灶。本节以肺癌骨转移图像为研究对象，以肺癌亚类引发的骨转移病灶检测为目标，提出基于深度学习的多类别多目标检测方法。

4.3.1　数据集构建

实验数据来自三甲医院核医学科，使用单头 γ 照相机采集 SPECT 骨显像图像数据。在 SPECT 检查过程中，患者静脉注射 ^{99m}Tc-MDP（20～25 mCi）2～5 小时后采集图像。研究数据共涉及 306 名临床确诊为肺癌的患者，进一步划分为鳞状细胞癌、腺癌、小细胞癌和炎性细胞浸润癌，具体见表 4-3-1。

应用第 2 章的基于 LabelMe 的标注系统对图像进行病灶标注，原始图像连同标注信息构成了实验数据。

表 4-3-1　实验数据集

	鳞状细胞癌	腺癌	小细胞癌	炎性细胞浸润癌	合计
图像数量	49	185	58	14	306
比例/%	16	60	19	5	100

4.3.2　检测模型构建

华盛顿大学的 Redmon 等于 2018 年提出了 YOLO v3 目标检测模型，该模型借鉴 ResNet 的思想并使用 Faster R-CNN 中的 RPN 方法，提高了检测准确率和检测速度。YOLO v3 模型的网络结构见图 4-3-1，该网络由 Darknet-53、特征金字塔和 YOLO 头（YOLO head）三部分构成。

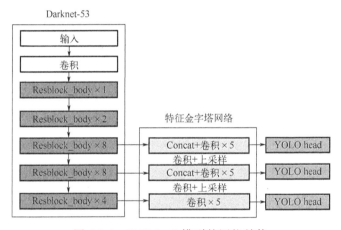

图 4-3-1　YOLO v3 模型的网络结构

YOLO v3 模型使用 Darknet-53 完成特征提取，Darknet-53 由 Resblock_body 堆叠而成，每个 Resblock_body 包含 3 个卷积层和 1 个残差块，其中，残差块由 1×1、3×3 卷积和短连接构成。残差结构的引入缓解了深度神经网络中因网络深度增加可能带来的梯度消失问题，因此，引入残差后可通过适当地增加网络深度来提高准确率。此外，Resblock_body 中每个卷积层后添加了批归一化（batch normalization，BN）和 Leaky ReLU 模块，Leaky ReLU 的定义见式（4-3-1）。ReLU 激活函数将所有负值都置 0，Leaky ReLU 则是给所有负值赋予一个非 0 值，这使得负输入值也可以进行反向传播，解决了 ReLU 中神经元的"死亡"问题。

$$y_i = \begin{cases} x_i, & x_i \geqslant 0 \\ \dfrac{x_i}{a_i}, & x_i < 0 \end{cases} \tag{4-3-1}$$

在特征金字塔部分,YOLO v3 模型提取多特征层进行目标检测,分别提取位于 Darknet-53 中间层、中下层、底层的三个有效特征层,通过这三个有效特征层构建特征金字塔。先对最底层的有效特征层进行 5 次卷积操作,卷积运算的结果有两条去向,经过一条路径输入到 YOLO 头中获得预测结果,经过另一条路径经上采样后与 Darknet53 中下层的有效特征层进行结合,将结合后的特征层重复此过程,直到 Darknet53 中的三个有效特征层均被使用。特征金字塔可以将不同大小的特征层进行特征融合,有助于提取出更好的特征。

利用特征金字塔可以获得三个加强特征,将这三个加强特征分别输入到 YOLO 头,它由 3×3 卷积和 1×1 卷积组成,其中,3×3 卷积用于特征合成,1×1 卷积用于调整通道数。对三个特征层分别进行处理,得到最终先验框的位置。预测过程结束后,往往会得到多个预测框,这些预测框之间重合度较高,因此,需要通过非极大抑制方法进一步删除冗余的先验框。

以肺癌骨转移数据为对象,利用 YOLO v3 模型对肺癌子类的病灶做自动检测研究,即构建了应用 YOLO v3 的 SPECT 图像病灶检测模型。

4.3.3　实验验证及评价

1. 实验设计

应用 mAP 即各类别 AP 的平均值作为实验的评价指标,AP 的定义同前节。按约 7:3 的比例将 306 个肺癌图像划分为训练集和测试集,即 212 个样本用于训练、94 个样本用于测试。

实验在 Windows 10 操作系统下进行,实验环境为 Intel(R) Core(TM) i7-9700 CPU@3.00GHz,运行内存为 32G,采用 TensorFlow2.0 框架。实验过程所用到的参数设置如表 4-3-2 所示。

表 4-3-2　实验过程中的参数设置

参数	值
学习率	10^{-3}
优化器	Adam
迭代次数	300

2. 实验结果及分析

图 4-3-2 给出了使用 YOLO v3 模型检测病灶获得的各指标的量化结果,可以看出,指标 mAP 的值仅有 14.76%,检测性能明显偏低。然而,模型针对腺癌类获得的 AP 值为 36%,远高于肺癌其他子类的检测。究其原因,是由于腺癌的图

像样本量达到 185 个，占实验数据总量的一半以上，很显然存在类之间严重数据量不平衡的现象，这对模型的训练产生了较大的影响，其他子类的样本量明显偏少影响了整体检测效果。

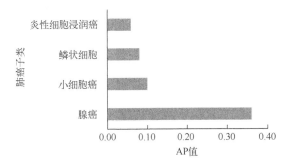

图 4-3-2 肺癌不同子类病灶的检测结果

图 4-3-3 给出了使用 YOLO v3 模型检测结果的实例，其中，绿色方框代表真实值；图像左上角标记代表疾病的真实类别；预测时，红色方框代表鳞状细胞癌；黄色方框代表腺癌；蓝色方框代表小细胞癌；紫色方框代表炎性细胞浸润癌。从中可以看出，在特征提取部分，由于特征提取网络的结构仍待进一步优化，特征提取需要在不同层面做细化，在极大程度上避免病灶漏检现象的发生。

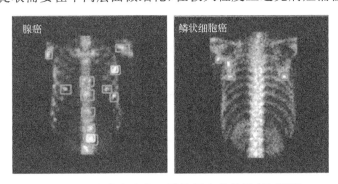

图 4-3-3 肺癌多病灶亚类检测实验效果（见彩图）

图 4-3-4 给出了使用 YOLO v3 出现的检测错误情况，两个图像中的疾病均为腺癌，但在预测过程中出现了红色方框和蓝色方框。从图中可以看出，尽管病灶已经被模型成功检出，但却归属到不正确的类别，再一次证明特征提取网络对不同子类特征的学习仍有欠缺。

影响模型检测性能的主要原因可概括为：首先，由于 SPECT 图像的分辨率较低，且具有较高的敏感性和较低的特异性，这给多疾病类病灶的检测带来了一定的挑战；其次，各类别之间数据量的严重不平衡使得除腺癌以外的其他子类更难以被正确识别出来，特征提取部分的学习能力不足也造成了大量漏检情况的发生；最后，由于腺癌、鳞状细胞癌、小细胞癌、炎性细胞浸润同属于肺癌的亚类，它们在视觉特征上的区别不太明显，在图像样本量有限的情况下构建模型可靠检测同一疾病的不同亚类病灶极具挑战性。然而，深度学习模型的特征自学习功能为 SPECT 图像的目标检测提供了可能，成为医学图像分析的主要研究分支。

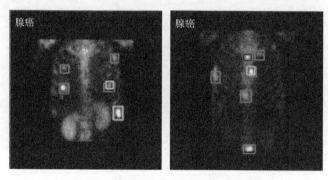

图 4-3-4　实验中的错误检测情况（见彩图）

　　总之，SPECT 骨扫描图像中癌症子类的检测仍具有一定的发展空间，深度学习技术可以作为一种非常重要的方法用于癌症子类的检测研究。

参 考 文 献

Girshick R, 2015. Fast R-CNN[C]// Proceedings of the IEEE International Conference on Computer Vision: 1440-1448.

Girshick R, Jeff D, Trevor D, et al, 2014. Rich feature hierarchies for accurate object detection and semantic segmentation[J]. IEEE Conference on Computer Vision and Pattern Recognition: 580-587.

He K, Zhang X, Ren S, et al, 2015. Spatial pyramid pooling in deep convolutional networks for visual recognition[C]// IEEE Transactions on Pattern Analysis and Machine Intelligence, 37(9): 1904-1916.

Lin T Y, Goyal P, Girshick R, et al, 2020. Focal loss for dense object detection[C]// IEEE Transactions on Pattern Analysis and Machine Intelligence, 42(2): 318-327.

Liu W, Anguelov D, Erhan D, et al, 2016. SSD: Single shot multibox detector [C]// European Conference on Computer Vision. Springer: 21-37.

Redmon J, Divvala S, Girshick R, et al, 2016. You only look once: Unified, real-time object detection[C]// Proceedings of the IEEE Conference on Computer Vision and Pattern Recognition: 779-788.

Redmon J, Farhadi A, 2018. YOLOv3: An incremental improvement[J]. arXiv: 1804. 02767.

Ren S, He K, Girshick R, et al, 2017. Faster R-CNN: Towards real-time object detection with region proposal networks[C]// IEEE Transactions on Pattern Analysis & Machine Intelligence, 39(6): 1137-1149.

第 5 章　核医学图像分割

图像分割是指将图像分成若干互不重叠子区域的计算机视觉任务，使得同一个子区域内的图像特征具有一定相似性，而不同子区域间的特征呈现出较为明显的差异。图像分割是计算机视觉、图像处理等领域的基础性环节之一，并且被广泛应用于医学影像分析、交通控制、气象预测、地质勘探、人脸与指纹识别等诸多领域。图像分割的数学定义为：令集合 R 表示整个图像区域，图像分割是将 R 分成一组连通的非空子集（子区域）$\{R_1, R_2, \cdots, R_N\}$，使 $U_{i=1}^{N} R_i = R$ 且 $R_i \cap R_j = \varnothing\ (i \neq j)$，并存在判断区域一致性的逻辑谓词 $P(\cdot)$，使得 $P(R_i)$=True，$P(R_i \cap R_j)$=False，$i \neq j$。

以 SPECT 图像中包含的病灶的自动分割为目标，本章提出基于深度学习的 SPECT 图像语义分割方法，包括监督分割和半监督分割。

5.1　经典分割网络

图像分割可以表示为带语义标签的像素的分类（语义分割）或单个对象的划分（实例分割）问题。其中，语义分割使用一组对象类别并对所有图像像素执行像素级标记，因此它通常比图像分类更困难；实例分割通过检测和描绘图像中的每个感兴趣对象（对个体的划分），进一步扩展了语义分割的范畴。本节对经典的分割网络做简要介绍。

5.1.1　图像语义分割

图像语义分割能够将图像中的前景和背景分离，并识别出每个前景目标的类别，其数学定义为：对于图像 $R = \{p | i = 1, 2, \cdots, M\}$，语义分割就是要指定每个区域（或像素）的类别，即确定 $F: R \rightarrow CL$，其中，$CL = \{c_1, c_2, \cdots, c_K\}$ 为预设的 K 个类别，相当于给每个像素赋予一个语义标签。

图 5-1-1 给出了语义分割的一个示例。放射性核素药物的累积可分为 5 个等级，其中，类别 1 为高等级、类别 2 为中高等级、类别 3 为中等级、类别 4 为中低等级、类别 5 为低等级。

与图像分类任务不同，分割任务要求生成与输入图像尺寸一致的像素级分割结果，因此无法直接将分类任务的网络结构应用于分割任务。

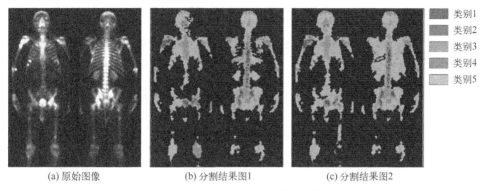

　　(a) 原始图像　　　　　　　(b) 分割结果图1　　　　　　　(c) 分割结果图2

图 5-1-1　语义分割示意图（见彩图）

1. FCN 模型

　　全卷积网络（fully convolutional network，FCN）是 Long 等于 2015 年提出的图像语义分割模型，该模型的网络结构见图 5-1-2。

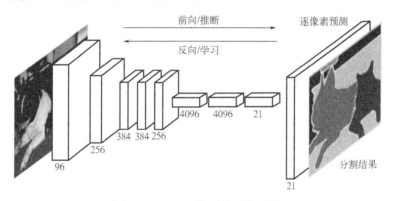

图 5-1-2　FCN 模型的网络结构

　　FCN 将传统 CNN 的全连接层替换为卷积层，并且在网络后端采用反卷积层对得到的特征图进行上采样，保证网络输出图像大小与输入图像大小一致，实现了基于卷积神经网络的端到端图像分割。基于 FCN，学术界提出了一系列语义分割模型，包括 SegNet、DeepLab、RefineNet 和 DANet，在分割精度和分割效率上整体呈现出不断提升的发展趋势。

2. U-Net 模型

　　聚焦小样本医学图像的分割任务，在全卷积网络 FCN 的基础上，Ronneberger 等于 2015 年提出了 U-Net 模型，该模型的网络结构见图 5-1-3。

　　与 FCN 不同，U-Net 的编码部分与解码部分采用对称结构，并且使用跳连接将编码与解码的特征图进行通道合并，这样的操作将编码部分的特征图直接传递到解码部分，使 U-Net 在像素定位上更加准确，因而分割结果比 FCN 更加精准。U-Net 作为语义分割网络，适用于医学图像分割，并且针对数据量很小的生物医学图像数据集进行图像处理，获得了较好的分割结果，随后被广泛应用于各种医学图像的分割任务。

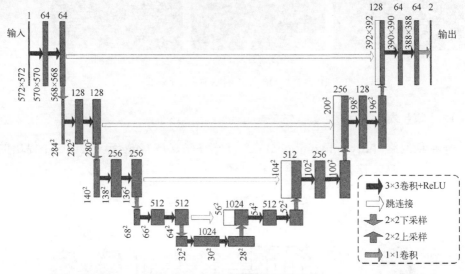

图 5-1-3　U-Net 模型的网络结构

3. U-Net++模型

U-Net 的跳连接结构主要用于融合上下文的语义特征，以更好地分割病灶。然而，简单的级联使得高层级和低层级的语义信息融合容易造成重要语义丢失，针对这一问题，Zhou 等于 2018 年在 U-Net 基础上提出了 U-Net++模型（图 5-1-4）。

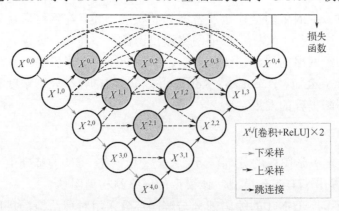

图 5-1-4　U-Net++模型的网络结构

U-Net++模型的创新点在于，将密集连接引入 U-Net 网络，从而引入深度监督的思想，并通过重新设计跳连接路径把不同尺寸的 U-Net 结构融入同一个网络。中间隐藏层使用的深度监督一方面可以解决 U-Net++网络训练时的梯度消失问题，另一方面允许网络在测试阶段进行剪枝，减少模型的预测时间。

5.1.2　图像实例分割

实例分割是在语义分割的基础上，将输入图像中的目标检测出来，并且对目标的每个像素分配类别标签，即分割出实例。实例分割与语义分割的不同之处在于，不仅要进行像素级别的分类，还需在具体类别基础上区分出不同个体，这也对分割算法提出了更高的要求。

图 5-1-5 给出了实例分割的示例。其中，红色为恶性或癌变、黄色为退行性改变(骨骼恶化)。

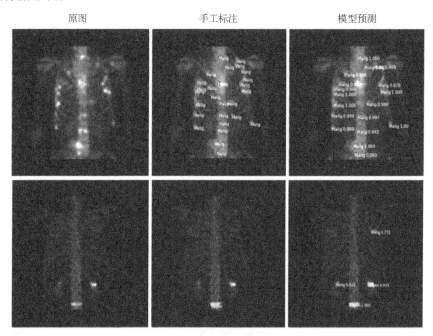

图 5-1-5　实例分割示意图(见彩图)

实例分割模型通常由三个基本步骤组成：图像输入、实例分割处理、分割结果输出。图像输入后，模型一般使用 VGGNet、ResNet 等骨干网络提取图像特征，然后通过实例分割模型进行处理。模型中可以先通过目标检测判定目标实例的位置和类别，然后在所选定区域位置进行分割或者先执行语义分割任务，再区分不同的实例，最后输出实例分割结果。

1. 监督分割模型

Mask R-CNN 是经典的图像实例分割模型，它在 Faster R-CNN 基础上增加了 Mask 预测分支（mask prediction branch），同时改良了 RoI 池化处理。Mask R-CNN 模型能够将图像中不同类别的目标精准分割出来，对图像中每一个像素都做类别标注，并对同一类别的不同目标进行区分，实现了真正的像素级目标分割。Mask R-CNN 整体框架如图 5-1-6 所示，主要包括特征提取、区域建议和预测等三个功能部件。

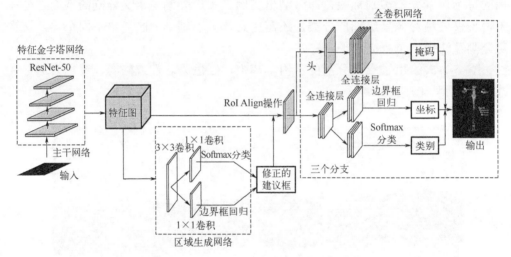

图 5-1-6　Mask R-CNN 模型的网络结构

2. 半监督分割模型

图 5-1-7 所示为用于分割胸部转移瘤病灶的两阶段半监督实例分割网络，由定位胸部区域的胸部定位模块和对每个病变进行分割和分类的实例分割模块两部分组成。

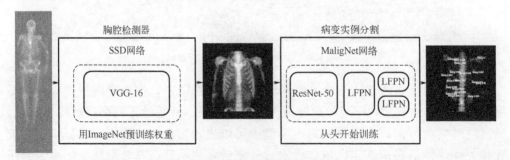

图 5-1-7　半监督实例分割图

其中，胸部检测器使用标准的 SSD 模型从前位视图和后位视图中检测胸腔区域，其中，SSD 中使用 VGG-16 作为核心网络，在 ImageNet 上对 VGG-16 进行预训练。然后，根据源模型参数和使用的核医学图像数据对所有层进行微调。

病变实例分割采用 MaligNet 网络，MaligNet 包括基于 ResNet-50 的特征提取子网络和基于阶梯特征金字塔网络(ladder feature pyramid network，LFPN)的特征分类子网络。与单独对每个实例进行分类的深度学习分段模型不同，MaligNet 是一种端到端的解决方案，可以同时使用标记数据和未标记数据进行训练，从而减少了训练时间。MaligNet 通过来自核心网络的附加连接利用了全局信息，应用全局特征有助于充分利用图像的整体信息对病变类型进行分类，更接近于医生的临床诊断情境。

5.2　病灶监督分割

监督学习是医学影像分割任务中最基本、应用最广泛的方法，而监督学习方法需要结合标注样本，通过带标签的图像特征训练分类模型，分类的类别通常都需要预先指定。

5.2.1　骨转移病灶分割

1. 数据集构建

实验数据来自肿瘤专科三甲医院核医学科，使用单头 γ 成像装置(GE SPECT Millennium MPR)获取的成像数据，患者静脉注射核素显像剂(^{99m}Tc-MDP)，共获得包含 176 位患者的 306 张全身 SPECT 图像。采用胸腔区域切分技术，从每个全身图像中提取大小为 256×256 的胸腔图像块。剔除前后位不同时出现的图像块，最终构建了来自 130 位患者的 260 幅图像块组成的原始数据集 D1(表 5-2-1)。

表 5-2-1　实验数据集

数据集	数量	备注
D1	260	原始数据集
D2	130	单体位图镜像后与对应体位图融合数据集
D3	130	前位图镜像后与后位图融合数据集
D4	260	双体位图分别镜像后与对应体位图融合数据集

为突出 SPECT 图像中的骨转移病灶，将同一病例的前后位图像融合，实现病灶区域的增强，以提高分割模型对病灶区域的识别能力。令 a 和 p 分别为源自同

一患者的前(后)位图像 I_a 和后(前)位 I_p 中的点,应用位级加法运算 Add 获得的融合图像 I_{agg} 中的对应点 m,可由式(5-2-1)计算获得。

$$m = \mathrm{Add}\left[p, \mathrm{Mirr}(a)\right] \big\| \mathrm{Mirr}(a) = \begin{pmatrix} -1 & 0 & w \\ 0 & 1 & 0 \\ 0 & 0 & 1 \end{pmatrix} \begin{pmatrix} x_k \\ y_k \\ 1 \end{pmatrix} \tag{5-2-1}$$

其中,$\mathrm{Mirr}(\cdot)$ 表示水平镜像操作,$a = (x_k,\ y_k)$ 为图像某一点的输入坐标,w 为图像的宽度。

　　应用上述方法,对原始数据集 D1 中的 260 幅前后位骨显像进行数据融合操作,得到表 5-2-1 所示的三组融合数据集,其中,D2 是随机选择 130 例患者的单体位图镜像后与对应体位图融合数据集,D3 是 130 例患者的前位图镜像后与对应后位图融合数据集,D4 是 130 例患者的双体位图分别镜像后与对应体位图融合后获得的 260 个图像构成的数据集。

　　应用基于 LabelMe 的轻量级图像标注系统,实现骨转移病灶的标注,获得数据的真实情况。

　　2. 分割模型构建

　　基于 U-Net++模型,本节提出面向 SPECT 核医学图像病灶分割的模型 5DM-U-Net++模型(5 层具有下采样特征融合和残差模块的 U-Net++),其网络结构如图 5-2-1 所示。

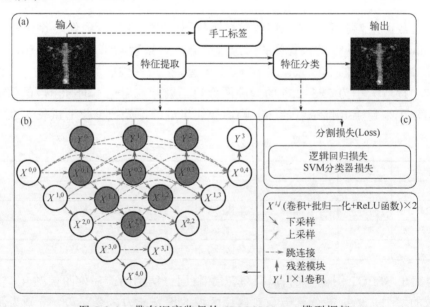

图 5-2-1　带有深度监督的 5DM-U-Net++模型框架

5DM-U-Net++模型的主要改进包括：首先，在不同层次的特征融合过程中加入特征下采样，用于弥补编码器和解码器特征之间的语义间隙；其次，模型输出层前加入残差模块，在提高网络表达能力的同时加速网络的训练过程；最后，用 SVM 分类器代替逻辑回归分类器进行像素级分类。下面对这三方面改进做进一步阐述。

1) 特征融合

结合下采样特征的多尺度融合操作，可弥补跳连接和上采样特征空间信息的不足，从而更高效地捕获前景对象的层级细节，图 5-2-2 进一步表示特征融合过程。其中，上采样能够还原图像的基本信息；下采样进一步丰富空间特征信息；跳连接将解码器中深层的、语义的、粗糙的特征和编码器中浅层的、低级的、精细的特征相结合。

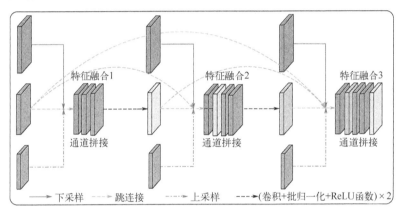

图 5-2-2　特征融合处理过程

特征融合主要由通道数拼接实现，以 $x^{i,j}$ 表示图 5-2-1(b) 中点 $X^{i,j}$ 的输出（其中，i 表示网络层数，j 表示当前层的第 j 个卷积层），则 $x^{i,j}$ 由式 (5-2-2) 计算获得。

$$x^{i,j} = \begin{cases} H(M(x^{i-1,j})), & i>0, j=0 \\ H([[x^{i,k}]_{k=0}^{j-1}, U(x^{i+1,j-1})]), & i=0, j>0 \\ H([[x^{i,k}]_{k=0}^{j-1}, U(x^{i+1,j-1}), M(x^{i-1,j})]), & i>0, j>0 \end{cases} \tag{5-2-2}$$

其中，函数 $H(\cdot)$ 表示卷积操作、批归一化 (BN) 处理和激活函数，$M(\cdot)$ 表示下采样层，$U(\cdot)$ 表示上采样层，$[\cdot]$ 表示按通道数拼接层。

2) 残差结构

简单增加网络的层数会导致梯度弥散或梯度爆炸，而残差结构的引入会尝试去学习并拟合残差以保证增加网络层数不会削弱网络的表达能力。图 5-2-3 描述了残差结构的示意图，由残差映射和恒等映射两部分组成，将原始函数 $H(x)$ 转换成 $F(x) + x$。

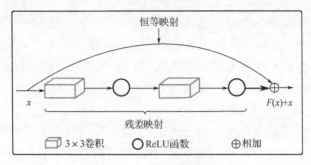

图 5-2-3　残差模块结构

残差映射包含了两个 3×3 大小的普通卷积，每个卷积之后进行批归一化和 ReLU 激活处理。批归一化层能够缓解深层网络的"梯度弥散"问题，加快模型的收敛速度，提高网络训练的效率和稳定性。应用 ReLU 激活函数以实现非线性变换来提高网络的表达能力。恒等映射意味着输入等于输出，能够在增加网络层数的情况下解决网络的退化问题，使模型提取更为丰富的特征。

3) 分割损失

本节所提出的模型损失函数包括基于 SVM 的损失和基于逻辑回归的损失，其中，基于 SVM 的损失中对于线性 SVM 来说，其模型为分离超平面 $wx+b=0$ 及决策函数 $f(x)=\text{sign}(wx+b)$，学习策略为软间隔最大化。式 (5-2-3) 为线性 SVM 的目标函数。

$$l_{\text{SVM}} = \frac{1}{N}\sum_{i=1}^{N}[1-y_i(wx_i+b)]_+ + \lambda\|w\|^2 \tag{5-2-3}$$

其中，目标函数的第一项是经验损失或经验风险，函数 $L(y(wx+b))=[1-y(wx+b)]_+$ 也称为合页损失函数。当样本点 (x,y) 被正确分类且函数间隔（确信度）$y(wx+b)$ 大于 1 时，损失为 0，否则损失为 $1-y(wx+b)$，目标函数的第 2 项为正则化项。

基于逻辑回归的损失：逻辑回归损失（二元交叉熵）是二分类问题中常用的损失函数，具体形式如式 (5-2-4) 所示。

$$l_{\text{Reg}} = -\frac{1}{N}\sum_{i=1}^{N}[y_i \cdot \log(p(y_i))+(1-y_i)\cdot\log(1-p(y_i))] \tag{5-2-4}$$

其中，N 代表样本数；y 是二元标签，取值为 0 或者 1；$p(y)$ 是输出属于 y 标签的概率。

作为损失函数，二元交叉熵用来评判二分类模型预测结果的好坏程度，即对于标签 y 为 1 的情况，如果预测值 $p(y)$ 趋近于 1，那么损失函数的值应趋近于 0。反之，如果预测值 $p(y)$ 趋近于 0，那么损失函数的值应当非常大。

为了表达隐藏层学习过程的直接性和透明度，在每个隐藏层引入以上损失函数进行深度监督(deep supervision)学习。其作用体现在两个方面，一是训练阶段实现误差不仅从最后一层反向传播，同时从输出做反向传播，起正则化作用；二是测试阶段通过剪枝来调整模型复杂性，提高模型的性能和效率。

本节使用 SVM 和逻辑回归分类器进行语义监督及像素级分类，首先，用逻辑回归损失作为图 5-2-1(c)中的损失训练网络得到预训练模型；其次，解冻预训练模型的语义输出层，引入 L2 正则化项和线性输出；最后，将模型中的二元交叉熵损失修改为合成损失函数，只训练 SVM 分类器完成模型训练。

3. 实验与结果分析

1)实验设计

评价指标采用类像素精度(class pixel accuracy，CPA)、召回率和 DSC，分割模型的参数设置如表 5-2-2 所示。

表 5-2-2　分割模型参数设置

参数	值
优化器	Adam
学习率	10^{-4}
迭代	150
学习动量	0.9
权重衰减	10^{-5}

实验运行环境为：软件环境 Windows 10 操作系统下采用 TensorFlow 2.0 框架实现；硬件环境 Intel Core i7-9700，运行内存为 32G。

2)实验结果分析

实验分两个阶段进行，第一阶段比较不同数据集与不同分类器在所提出的网络 5DM-U-Net++上的分割性能，第二阶段是在 5DM-U-Net++网络的基础上调整网络层数比较不同网络深度对分割性能的影响。

首先分析不同数据集和不同分类器对分割模型性能的影响，在 D1～D4 四个数据集上，用逻辑回归和 SVM 分类器对本节构建的 5DM-U-Net++模型进行像素级分类，实验结果如表 5-2-3 和表 5-2-4 所示。

表 5-2-3　5DM-U-Net++模型使用逻辑回归的实验结果

数据集	DSC	召回率	CPA
D1	0.5897	0.4890	0.7425

续表

数据集	DSC	召回率	CPA
D2	0.6083	0.5150	0.7428
D3	0.6103	0.5140	0.7525
D4	0.6379	0.5502	0.7589

表 5-2-4　5DM-U-Net++模型使用 SVM 分类器的实验结果

数据集	DSC	召回率	CPA
D1	0.6069	0.5718	0.6466
D2	0.6204	0.5758	0.6727
D3	0.6278	0.5988	0.6605
D4	0.6556	0.6257	0.6885

由表 5-2-3 和表 5-2-4 的量化实验结果可以看出，使用不同分类器的 5DM-U-Net++ 模型在数据集 D1~D4 上各项指标都有相应程度的提升，其中，D4 上的性能提升最为明显且在数据量相同的情况下 DSC 值比 D1 高出近 5 个百分点，反映出矩阵位级运算的视图融合对模型分割性能的提升具有积极的贡献。此外，从数据集 D2 和 D3 上获得的实验结果可以得知，不同的数据融合方法对实验结果影响不大。

其次，在四个数据集上，5DM-U-Net++模型使用 SVM 分类器的 DSC 值均高于逻辑回归分类器，并且在数据集 D4 上召回率值和 CPA 值更接近，分割结果在病灶像素的查全率和查准率之间达到更好的平衡，从而获得了更高的 DSC 值，表明 SVM 分类器的分类效果优于逻辑回归。接下来将用数据集 D4 验证网络深度不同时模型使用 SVM 分类器的分割性能。

为验证本节所构建网络的分割准确度以及网络深度对分割结果的影响，对 5DM-U-Net++模型进行了微调构建了 4DM-U-Net++和 6DM-U-Net++模型。相比于图 5-2-1(b)图中 5DM-U-Net++网络结构，4DM-U-Net++减少了一层以 $X^{4,0}$ 为起点的上采样层，6DM-U-Net++模型增加了一层以 $X^{5,0}$ 为起点的上采样层。上述三种网络结构在 D4 数据集上使用 SVM 分类器的实验结果如表 5-2-5 所示。

表 5-2-5　不同网络深度的实验结果

模型	DSC	召回率	CPA
4DM-U-Net++	0.6428	0.6063	0.6841
5DM-U-Net++	0.6556	0.6257	0.6885
6DM-U-Net++	0.6449	0.6007	0.6962

从表 5-2-5 的实验结果可知，5DM-U-Net++和 6DM-U-Net++模型各项评价指

标均优于 4DM-U-Net++，表明浅层模型对图像特征提取能力不足，导致分割结果下降；而相比于 5DM-U-Net++模型，6DM-U-Net++模型结果略有下降或近似相同。由此可得，5DM-U-Net++网络更适合 SPECT 骨显像的病灶分割任务。

　　将该方法与经典医学图像监督分割模型 U-Net、U-Net++做比较研究，使用 D4 数据集的实验结果如表 5-2-6 所示。

表 5-2-6　不同模型的实验对比分析

模型	DSC	召回率	CPA
U-Net	0.6137	0.5219	0.7450
U-Net++	0.6274	0.5378	0.7542
5DM-U-Net++	0.6556	0.6257	0.6885

　　由表 5-2-6 可得，U-Net++模型的分割结果要优于 U-Net 模型，说明采用密集跳连接的 U-Net++网络能够获取层级间的丰富图像特征，对分割结果有一定的促进作用。另外，与 U-Net 和 U-Net++相比，采用 SVM 分类器的 5DM-U-Net++模型获得的 DSC 均有明显提升且 CPA 和召回率达到了相对平衡的状态，表明了所构建的分割网络的有效性。

　　综合以上分析可以得出结论，所提出的使用 SVM 分类器的 5DM-U-Net++模型对 SPECT 骨显像的转移病灶分割获得了较高的准确度和可靠性，适用于小样本的核医学图像病灶分割。

　　为呈现模型对病灶区域的分割效果，图 5-2-4 展示了以上 5 种网络结构在 D4 测试集上的两组可视化分割结果。图 5-2-4 中 1#子图序列为具有腰椎单一转移病灶且病灶区域比较明显的分割示例，2#子图序列为具有胸椎、肋骨、腰椎多处转移病灶且病灶分布更为复杂的分割示例。其中，绿色标记为医学专家手工标记的病灶区域，红色标记为模型预测的病灶区域。

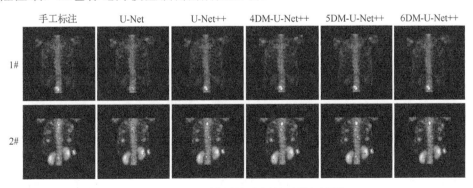

图 5-2-4　不同模型的分割效果（见彩图）

由图 5-2-4 的 1#子图序列可以看出，5DM-U-Net++和 6DM-U-Net++网络模型能够非常准确地分割出病灶区域，而其他模型均有不同程度的误差，产生误差的主要原因是将非病灶的区域识别为病灶区域，即发生了误判。其中，U-Net 模型对病灶区域的分割效果最差并且出现了误判现象，说明未采用密集跳跃连接的 U-Net 对病灶特征提取不充分，从而影响了分割结果；U-Net++和 4DM-U-Net++模型也存在不同程度的误判，表明所提出的使用 SVM 分类器的深层网络结构有利于 SPECT 图像中病灶区域的分割。

由图 5-2-4 的 2#子图序列可以看出，在病灶分布较为复杂的情况下，5DM-U-Net++模型分割的病灶区域与手工标记病灶区域吻合度更高，分割效果最好，虽然存在一个误判病灶点，但误判区域非常小。相反，其他 4 种模型对病灶区域的分割与实际病灶区域的吻合度不高或出现病灶的漏判、误判等较为严重的现象。

由此可得，使用 SVM 分类器的 5DM-U-Net++模型分割效果较好，表明了所提出的监督模型对骨转移病灶分割的可行性。

5.2.2　甲状腺病灶分割

SPECT 成像也是甲状腺疾病的常见影像学检测手段，使用 I^{131} 核素放射性药物，可检测和识别甲状腺部位是否存在病变并识别病灶的严重程度。本节以 SPECT 甲状腺功能影像为研究对象，构建基于 CNN 的病灶分割模型。

1. 数据集构建

实验数据来自三甲医院核医学科，共收集了 36 例甲状腺疾病患者的 56 个 SPECT 成像数据。对 1024×256 大小的 SPECT 骨扫描进行剪裁，生成仅包含甲状腺病灶区域的大小为 256×256 的图像。为了解决原始数据较少的问题，实验数据分别采用前述几何变换技术进行数据扩展和利用生成对抗网络生成数据，生成的数据集如表 5-2-7 所示。

表 5-2-7　本节实验数据集

数据集	样本量
原始数据集	56
传统数据扩展	1020
生成对抗网络扩展	1020

2. 分割模型构建

在经典模型 U-Net 网络结构和残差网络的基础上，构建了 SPECT 骨扫描图像的病灶分割模型，在加深网络深度的同时，有利于提升 SPECT 图像病灶分割的精度。

对于一个普通堆叠的卷积层网络结构来说，输入为 x 时的特征记为 $H(x)=F(x)$，则残差单元训练后得到的残差映射即为 $F(x)=H(x)-x$。残差单元计算公式如式 (5-2-5) 和式 (5-2-6)：

$$y_i = F(x_i, w_j) + h(x_i) \tag{5-2-5}$$

$$x_{i+1} = f(y_i) \tag{5-2-6}$$

其中，x_i 和 x_{i+1} 表示第 i 个残差单元的输入和输出，F 表示学习到的残差单元的特征，w_i 为第 i 层参数，f 表示 ReLU 激活函数，$h(x_i) = x_i$ 表示恒等映射。

由于 U-Net 网络结构的深度较浅，为了能够从 SPECT 数据集中获取更多深层次的特征信息，增加了残差块来代替普通的卷积层，残差块在加深 U-Net 网络深度的同时可以有效解决随着网络层数加深而出现的梯度消失问题。改进后的 RS_U-Net 网络结构如图 5-2-5 所示。

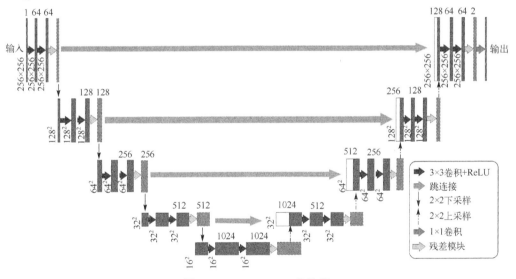

图 5-2-5　RS_U-Net 结构图

对于切分后的甲状腺图像来说，一幅图像中只有一个或者两个病灶区域，而且病灶区域的像素比例较小，背景相比病灶区域过大，导致正负样本不均衡，使网络训练较为困难。而无用的负样本会使得模型的整体学习方向出现偏差，导致无效的学习，即只能分辨出没有目标的背景，而无法识别具体的病灶目标。而且负样本数量太大，占总的损失函数输入参数的大部分，会导致模型性能退化。

训练阶段采用焦点损失函数作为分割部分的损失函数。焦点损失在二分类交叉损失函数基础上增加了一个 γ 因子和一个 α 平衡因子。其中，γ 因子用来减少易分类样本的损失，使得模型更关注于那些难以分类的易错分样本；而 α 因子用来平衡正负样本本身的数量比例不均衡问题。焦点损失损失函数公式如式 (5-2-7) 所示：

$$L = \begin{cases} -\alpha(1-y')^{\gamma}\log y', & y=1 \\ -(1-\alpha)y'^{\gamma}\log(1-y'), & y=0 \end{cases} \tag{5-2-7}$$

其中，y 是真实样本的标签（1 正 0 负），y' 是经过 Sigmoid 激活函数的预测输出（数值在 0～1 之间）。

3. 实验验证与评价

1）实验设计

评价指标包括 CPA、召回率、IoU 和像素准确度（pixel accuracy，PA）值；输入图像尺寸为 256×256，RS_U-Net 学习率设为 0.0001、学习动量为 0.9、权重衰减率为 0.0001、优化器为 Adam，模型训练 250 个迭代（Epoch），每个 Epoch 训练 720 次。

实验环境为：软件环境 Windows 10 操作系统下采用 TensorFlow 2.0 框架实现。硬件环境 Intel Core i7-9700，运行内存为 32G。

2）实验结果与分析

将预处理好的数据划分为传统数据扩展和生成对抗网络扩展两个数据集，分别在 U-Net 网络和 RS_U-Net 网络上进行训练。两种不同数据集以及不同网络训练的损失和准确度曲线如图 5-2-6 和图 5-2-7 所示。

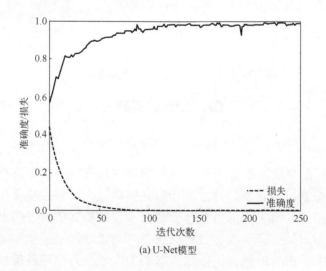

(a) U-Net模型

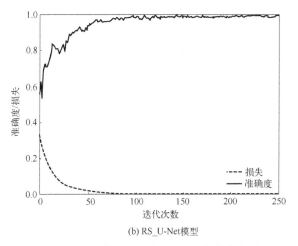

(b) RS_U-Net模型

图 5-2-6 传统数据扩展的损失、准确度曲线图

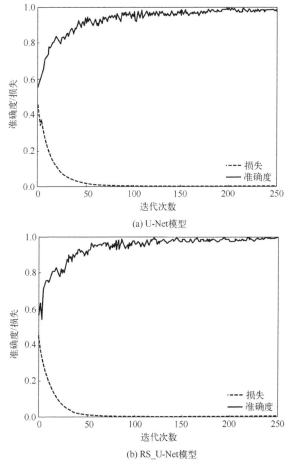

(a) U-Net模型

(b) RS_U-Net模型

图 5-2-7 生成对抗网络扩展的损失、准确度曲线图

从图 5-2-6 和图 5-2-7 可以看出，在传统扩展数据集和生成对抗网络扩展数据集上，RS_U-Net 模型训练性能均优于 U-Net 模型，RS_U-Net 模型在训练集上准确度值更高、损失值更低。这是因为原始 U-Net 模型深度略有不足，模型学习到的深度特征较少，而 RS_U-Net 网络结构中加入了残差块，不仅加深了模型的深度，使得模型能够从 SPECT 图像中学习到更多的特征，同时残差块将多个卷积操作得到残差映射与输入通过像素点相加（Add）操作进行特征融合，从而获得了多层次的特征。然而原始 SPECT 甲状腺数据病灶区域面积较小，背景过大，因而存在正负样本不均衡的问题。RS_U-Net 引入焦点损失函数后，对正负样本增加 γ 和 α 因子，抑制负样本权重的同时增大正样本权重，使模型对正样本训练更充分，提高了分割精度。表 5-2-8 给出两种模型在不同数据集上取得的量化结果。

表 5-2-8　两种模型分割结果

数据集	网络模型	PA	IoU	CPA	召回率
传统数据扩展	U-Net	0.9918	0.5942	0.7012	0.7732
	RS_U-Net	0.9961	0.6683	0.7573	0.8182
生成对抗网络	U-Net	0.9898	0.5237	0.6618	0.7144
	RS_U-Net	0.9911	0.5415	0.6798	0.7333

从表 5-2-8 可以看出，传统数据扩展方式的实验结果均好于生成对抗网络方式扩展的实验结果。通过传统数据扩展方式生成的数据与原始数据十分接近，这是因为传统数据扩展通过几何变换的方式扩展数据，既保留了原始数据的病灶区域，又扩充了样本数量；而生成对抗网络则是通过生成器与判别器相互博弈、相互对抗，生成与原始数据相似的图像。由于原始数据较少，生成对抗网络中生成器学习的特征不足，生成的数据仅保留了病灶区域，图像整体细节丢失较为严重，导致模型性能退化，降低了模型的分割精度。

为了对比不同损失函数对模型的优化结果，表 5-2-9 给出了在传统数据扩展上 RS_U-Net 使用三种损失函数的量化结果。可以看出，RS_U-Net 模型使用焦点损失函数取得了最优的结果。这是因为，焦点损失函数提出的目的就是为了解决正负样本比例严重失衡的问题，通过引入 γ 和 α 平衡因子来抑制背景的权重增大目标权重。Dice 损失和 BCEWithLogitsLoss 损失虽然也是通过增大前景区域的权重来解决正负样本不均衡的问题，但都存在梯度变换剧烈、训练困难等问题。通过实验证明，焦点损失更适合甲状腺数据的分割。

为了直观观察两种模型在两个数据集上的分割结果，图 5-2-8 展示了甲状腺病灶分割在测试集中的性能，其中，绿色区域为手工标注结果，而红色区域为模型预测结果。

表 5-2-9　三种损失函数的量化结果

损失函数	PA	IoU	CPA	召回率
焦点损失	0.9961	0.6683	0.7573	0.8182
Dice 损失	0.9909	0.6063	0.6922	0.7489
BCEWithLogitsLoss 损失	0.9825	0.5787	0.6822	0.7043

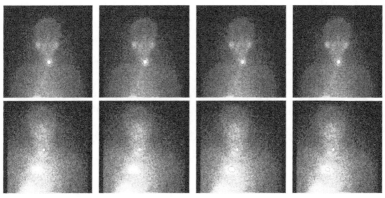

(a)传统数据扩展　　(b)传统数据扩展　　(c)生成对抗网络扩展　(d)生成对抗网络扩展
U-Net分割结果　　RS_U-Net分割结果　　U-Net分割结果　　RS_U-Net分割结果

图 5-2-8　甲状腺分割病灶结果（见彩图）

由上述可视化分割结果可以看出，在最佳分割情况下，U-Net 模型和 RS_U-Net 模型都能很好地分割出甲状腺病灶区域，模型分割的区域与手工标注区域之间的误差主要来源于医生手工标注的误差；在最坏的情况下，除甲状腺病灶区域分割出来外，U-Net 和 RS_U-Net 在生成对抗网络数据集上将不属于甲状腺的病灶分割出来，很大可能是因为生成对抗网络生成的甲状腺病灶区域浓聚点高，病灶区域非常明显，使得两个模型在训练过程中重点学习了浓聚的病灶区域。

由图 5-2-8 可以看出，传统数据扩展分割结果的效果均优于生成对抗网络分割结果，其中，RS_U-Net 模型在传统数据扩展数据集中分割效果最好，IoU 值达到 0.6683。这是因为传统数据扩展生成的数据最接近原始数据，通过传统几何变换方法扩展数据，既保留了病灶区域又扩充了数据量。然而，生成对抗网络扩展数据的前提是需要足够量的原始数据提供训练样本，由于原始数据不足，生成对抗网络的生成器尚未学习到足够的 SPECT 图像特征，生成的数据样本单一、细节不足、相似度高。实验结果表明，对于小规模的甲状腺数据来说，传统数据扩展方式分割效果优于生成对抗网络数据扩展方式，改进的 RS_U-Net 模型效果好于原始 U-Net 模型。

5.3 病灶半监督分割

构建深度监督模型分割骨转移病灶，需要大量手工标注信息。然而，SPECT核医学图像固有的低分辨率和大尺寸，为人工标注病灶带来了巨大挑战。针对这一问题，本节提出基于深度学习的半监督分割模型，在仅有部分人工标签的前提下完成对模型的训练，实现病灶自动分割的目的。

5.3.1 分割方法概况

图 5-3-1 给出了所提出的半监督分割模型的框架，整个分割过程由图像层级特征提取和高级特征分类两个阶段构成。其中，特征提取子网络以无监督方式从图像中学习病灶的层级表示；提取的特征结合人工标注将输入到特征分类子网络，该子网络利用分割损失将每个像素分类为所关注的类别，并利用曲线回归操作描绘图像中的转移病灶区域。

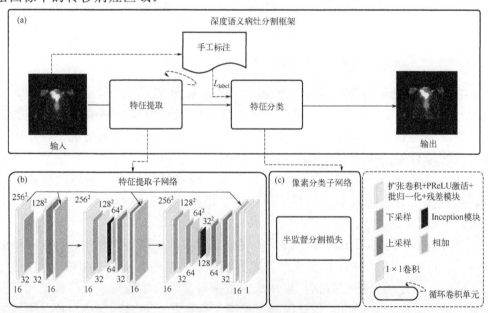

图 5-3-1 半监督分割框架

5.3.2 半监督分割模型

1. 特征提取网络

由图 5-3-1 可知，特征提取子网络使用一组级联层，包括残差空洞卷积、池化操作、特征融合(位级加法)、Inception 连接、上采样及普通卷积，能够从低分辨率 SPECT 图像中提取出转移病灶的多尺度特征。

1)空洞卷积残差模块

骨转移病变通常表现出大小、形状和药物吸收强度方面的差异，因此，从低分辨率图像中提取转移性病灶特征极具挑战性。空洞卷积在不损失分辨率的前提下系统地融合多尺度上下文信息，而残差连接可用于缓解梯度消失和爆炸问题。本节提出了使用一个残差扩张卷积模块来提取转移病灶的多尺度特征，如图 5-3-2 所示。

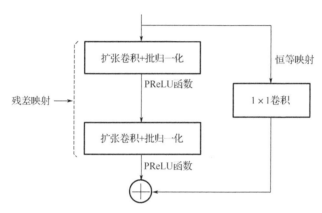

图 5-3-2　空洞卷积残差模块的结构

残差映射中有两个带批归一化的级联扩张卷积层，每个层后面都有一个非线性操作 PReLU，恒等映射中包含一个 1×1 的普通卷积层。残差扩张卷积中的 BN 和 PReLU 可以缓解过拟合问题并加快训练过程。

给定一个卷积核为 k，大小为 $i×i$ 的空洞卷积模块的卷积核以及卷积之后的特征图的大小按如下公式计算：

$$o = \left[\frac{i-2p-n}{s}\right]+1$$

$$n = k+(k-1)×(d-1)$$

(5-3-1)

其中，k 代表卷积核；p 代表卷积过程中的补零数，s 为卷积步长；d 为空洞卷积的采样率；i 代表输入特征图大小；n 和 o 分别为空洞卷积后新卷积核的大小和输出的特征图大小。

CNN 是一种前馈式网络，而循环卷积神经网络(recurrent convolutional neural network，RCNN)在小型网络中能够结合上下文信息，RCNN 架构的核心是循环神经网络层(recurrent convolutional layer，RCL)，RCL 的操作由前馈网络和循环网络共同组成。图 5-3-3 为多次循环展开的循环卷积单元。假设 t 表示循环次数，$u(t)$ 是前馈网络的输入，$x(t-1)$ 表示 $t-1$ 时刻循环网络的输入，(i, j) 表示 RCL 网络中第 k 个输出特征图中的位置，w^f_k 和 w^r_k 分别表示前馈神经网络的卷积参数和循环网络的卷积参数，则网络 t 时刻的输出为

$$z_{ijk}(t) = (w^f_k)^{\mathrm{T}} u^{(i,j)}(t) + (w^r_k) x^{(i,j)}(t-1) + b_k \tag{5-3-2}$$

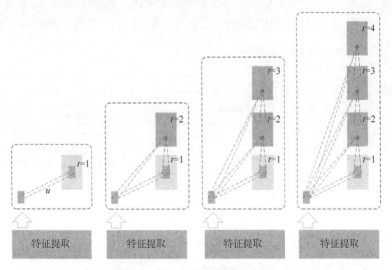

图 5-3-3　循环卷积模块

2）Inception 模块

经典的卷积神经网络通过 3×3 的卷积层和 2×2 的池化层组成，单一的卷积操作往往不易学习到图像不同尺度的特征信息，同时也限制了网络的宽度。并且在图像执行卷积池化操作提取特征的过程中，特征图的尺寸越来越小，提取的特征越来越复杂和愈发抽象。为了充分利用提取的深层特征，本节在大小为 64×64 和 32×32 的特征图中采用 Inception 模块取代单一的卷积操作，在深层的特征图采用 1×3、3×1、5×5、1×7、7×1、1×1 等卷积核的组合，在减少模型参数量的同时不仅使网络变得更宽、更深、更容易训练，同时增强网络的非线性处理能力，而且也能学习到图像不同尺度的特征信息，具体结构如图 5-3-4 所示。

2. 损失函数

损失函数在模型的训练过程中扮演着重要角色，它主要用来衡量分割的预测值的误差，其结果可以后向传播回网络层进而更新、优化网络的权重参数值。损失函数使用 Chan 和 Vese 提出的图像分割的无监督损失，该损失仅依赖于图像的灰度统计值，使用连续曲线来表达目标的边缘，它以图像的像素灰度信息作为能

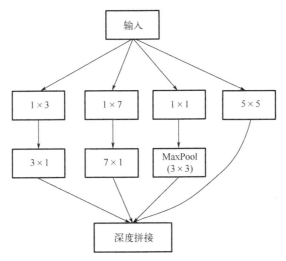

图 5-3-4　Inception 结构图

量，把分割问题表示为一个能量函数的最小化优化问题，使用基于偏微分的方法最小化能量函数，使曲线朝着目标边界的方向不断演进，然后通过求取能量函数的最小值，最终实现目标分割的目的，具体见式(5-3-3)：

$$F(c_1,c_2,C) = u \cdot \text{Length}(C) + v \cdot \text{Area}(\text{inside}(C))$$
$$+ \lambda_1 \int_{\text{inside}(C)} |g_i - c_1|^2 \, \text{d}i + \lambda_2 \int_{\text{outside}(C)} |g_i - c_2|^2 \, \text{d}i \qquad (5\text{-}3\text{-}3)$$

其中，i 标识像素的位置，g_i 表示图像内 i 点的像素值，c_1 和 c_2 为轮廓内部和外部图像 g 的平均值，C 代表连续曲线，$\text{inside}(C)$ 表示连续曲线 C 的内部能量，$\text{outside}(C)$ 表示连续曲线 C 的外部能量，$\text{Length}(C)$ 为曲线 C 的长度，Area $(\text{inside}(C))$ 为曲线 C 所围成的内部区域的面积，u 为长度系数，用于约束曲线 C，v 为面积参数，λ_1 和 λ_2 是每个项的加权参数。

在 Chan 和 Vese 提出的损失函数中，曲线长度在一定条件下与曲线围成的区域的面积相等，同时考虑到 SPECT 骨显像病灶多且病灶区域面积形状多样，为了使模型更具有适应能力，选择 u 为 0，λ_1 和 λ_2 均取值为 1。当曲线 C 的函数定义为 $C = f_\theta(g)$，则损失函数可以写成

$$L_{\text{ACWE}} = v \cdot \text{Area}(f_\theta(g) > 0) + \sum_{f_\theta(g)>0} |g - c_1|^2 + \sum_{f_\theta(g)>0} |g - c_2|^2 \qquad (5\text{-}3\text{-}4)$$

在当仅有部分人工标注信息可用的情况下，可对模型做有监督训练，这样可以进一步提高分割的精度。Chen 等提出在 L_{ACWE} 的损失函数中，加入分割标签训练：

$$L_{\text{label}} = \sum_{f_\theta(g)} |\nabla(f_\theta(g))| + \sum_{\Omega} ((1-u)^2 - (0-u)^2) f_\theta(g) \qquad (5\text{-}3\text{-}5)$$

其中，Ω 是图像域，u 表示标签数据。加权参数 α 用于合并两个损失，即 $L = L_{ACWE} + \alpha L_{label}$。在后续实验中，设置 $\alpha = 0.4$，并将 L_{ACWE} 中的 ν 设置为 0.004。

5.3.3　实验验证及评价

1. 实验数据

实验数据来自三甲医院核医学科，使用单头 γ 成像装置（GE SPECT Millennium MPR）获取图像数据。在 SPECT 检查过程中，患者静脉注射（^{99m}Tc-MDP）3～4 小时后收集显像数据。研究数据共涉及 76 名患者的 112 幅全身 SPECT 图像，对这些选定的图像做区域切分处理，提取出大小为 256×256 的胸腔图像。

应用第 2 章的数据扩展技术，使用几何变换和基于生成对抗网络的数据扩展处理，获得了如表 5-3-1 所示的扩展数据集。

表 5-3-1　SPECT 图像数据集

数据集	样本数量	备注
D1	112	原始数据
D2	2280	传统数据扩展
D3	2280	DCGAN 方式数据扩展
D4	4560	D2 和 D3 数据合并

2. 实验设计

实验采用 DSC、CPA 和召回率等指标评价网络的分割效果和性能。半监督分割模型的参数设置见表 5-3-2。

表 5-3-2　半监督模型的参数设置

参数	值
输入	256×256
优化器	Adam
学习率	0.0005
学习动量	0.9
权重衰减	0.0001
迭代	250/400（无监督/半监督）

以数据集 D1～D4 中各自的 70%样本作为训练集，剩下的 30%样本作为测试集，对模型进行训练和测试，分别进行无监督训练（不带人工标签）和监督训练（带人工标签）。

3. 实验结果与分析

使用所有数据集 D1～D4 中的测试样本，研究了通过无监督学习(即 $L_{label}=0$)和半监督学习(即 $L_{label}\neq0$)模型所获得的分割性能，表 5-3-3 给出了相应的评价指标的量化值。

表 5-3-3　模型通过无监督和半监督训练的量化结果

数据集	无监督(标签= 0)			半监督(标签=10/210)		
	DSC	CPA	召回率	DSC	CPA	召回率
D1	0.372	0.323	0.723	0.582	0.618	0.547
D2	0.388	0.317	0.745	0.586	0.621	0.539
D3	0.265	0.51	0.201	0.481	0.507	0.471
D4	0.283	0.285	0.384	0.483	0.514	0.487

从表 5-3-3 中的结果可以看出，手工标注的数据对模型分割结果有着积极正面的影响，因此半监督训练获得的结果高于无监督训练的结果。同时，通过传统数据扩展方式扩展数据集的结果也优于原始数据集。在数据集 D3 和 D4 上模型获得的分割性能较差，意味着基于 DCGAN 的数据扩展生成的"假"样本不适合用于转移病灶的分割。例如，当模型循环执行 3 次时(图 5-3-3 中的 $t=3$)，图 5-3-5 给出了它在各数据集上获得的实验结果，充分表明带标记数据的量对分割性能的正面影响。

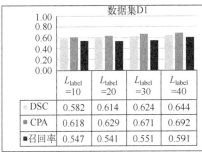
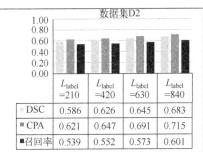
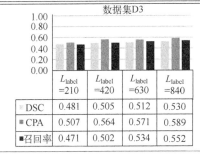
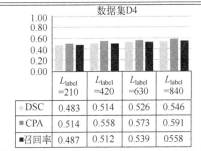

图 5-3-5　不同数量标注数据样本上获得的评价指标值

在扩展数据集 D2 上，即使模型在训练阶段仅使用 18.42%(≈210/1140)的标记样本，其中，DSC = 0.586、CPA = 0.621 和召回率=0.539，所提出的半监督分割模型也能获得最佳性能。同时，该模型在原始数据集 D1 上也获得了较为理想的分割效果。具体来说，数据集 D1(D2)上 DSC 指标的绝对增加值 ΔDSC = 0.062(0.097) 揭示了数据扩展的必要性。

表 5-3-4 给出了在训练分割模型中，当循环执行的次数不同时模型获得的评价指标值，同时也给出与经典 U-Net 模型分割结果的对比分析。

表 5-3-4　不同循环次数的循环卷积神经网络分割结果

模型	次数(t)	DSC	CPA	召回率
S-RCNN	1	0.658	0.669	0.569
	2	0.675	0.694	0.589
	3	0.683	0.715	0.601
	4	0.681	7.203	0.597
U-Net	—	0.725	0.768	0.627

由表 5-3-4 可以看出，U-Net 模型的 DSC 指标值最高。这是因为，U-Net 模型为全监督分割模型，全监督语义分割相比半监督语义分割有着更充足的带标签训练数据，模型训练更充分，因而分割效果最好。在 t = 3 时，半监督模型分割训练的 DSC 指标值最高，达到 68.3%。

虽然循环卷积神经网络结构本身适合规模较小数据集的图像分割问题，但较少的循环次数导致模型训练的深度不够，学习到的特征的表征能力欠缺，而多次循环可能导致模型的参数量太大，整体结构冗余，也会导致分割性能下降。表 5-3-5 给出了模型在不同循环次数下的参数量和测试时间。

表 5-3-5　模型循环执行不同次数时的参数量和测试时间

S-RCNN	参数量/百万	测试时间/s
t=1	3.654	2.19
t=2	9.808	2.45
t=3	23.545	2.60
t=4	46.826	4.21

由于 SPECT 骨显像图像的尺寸大、分辨率低，且骨骼显像质量低，病灶多发且分散，导致人工标记和模型分割的难度均比较大。因此，对于大量不带人工标签的 SPECT 骨显像数据，应该事先做无监督训练，提取出 SPECT 骨显像的骨骼特征和部分病灶特征，再进行有监督训练，以便充分学习病灶的深度特征。

　　为了评估基于 S-RCNN 的 SPECT 骨显像图像分割模型的性能，分别对模型的结构进行了调整，即部分或全部略去模型结构中的空洞卷积、Inception 架构、残差模块，测试其实验验证效果，具体实验结果见表 5-3-6。此处，将不同改进方案的模型分别记作 S-RCNN1、S-RCNN2、S-RCNN3 和 S-RCNN4。

表 5-3-6　测试阶段的时间

模型	扩张模块	Inception 模块	残差模块	DSC
S-RCNN1	—	—	—	63.2
S-RCNN2	√	—	—	65.6
S-RCNN3	√	√	—	66.7
S-RCNN4	√	√	√	68.3

　　为了直观观察分割模型获得的病灶分割结果，图 5-3-6 以可视化方式呈现了胸腔部位 SPECT 数据在测试集中的分割结果。可以看出，全监督 U-Net 模型训练分割结果最接近手工标注结果，而半监督模型训练分割效果相对较弱，但差别尚不明显，而且标注样本越多模型的分割效果越好。同时，模型在传统扩展数据集上获得的分割效果结果均好于生成对抗网络或生成对抗网络+传统扩展生成的样本上获得的结果。量化实验结果表明，使用一半不带标签的 SPECT 骨显像数据做无监督训练后，模型的分割结果仅比全监督模型 U-Net 的结果低 4.3 个百分点，说明了所提出的半监督模型在大量未标注数据集进行骨转移病灶分割的可行性和可用性。

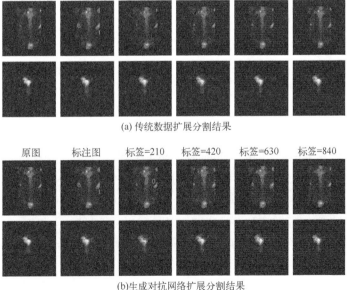

(a) 传统数据扩展分割结果

(b) 生成对抗网络扩展分割结果

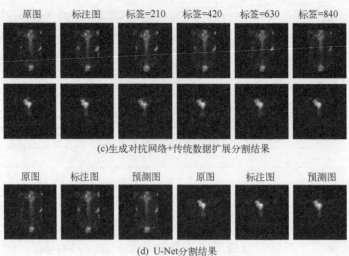

(c)生成对抗网络+传统数据扩展分割结果

(d) U-Net分割结果

图 5-3-6　分割结果示例(见彩图)

参 考 文 献

曹玉红, 徐海, 刘苏傲, 等, 2021. 基于深度学习的医学影像分割研究综述[J]. 计算机应用, 41(8): 15.

亢寒, 张荣国, 陈宽, 2018. 基于深度学习的医学图像分割技术[J]. 人工智能, 5(4): 31-38.

梁新宇, 林洗坤, 权冀川, 等, 2020. 基于深度学习的图像实例分割技术研究进展[J]. 电子学报, 48(12): 11.

周莉莉, 姜枫, 2017. 图像分割方法综述研究[J]. 计算机应用研究, 34(7): 1921-1928.

Apiparakoon T, Rakratchatakul N, Chantadisai M, et al, 2020. MaligNet: Semisupervised learning for bone lesion instance segmentation using bone scintigraphy[J]. IEEE Access, 8: 27047-27066.

Badrinarayanan V, Handa A, Cipolla R, 2015. SegNet: A deep convolutional encoder-decoder architecture for robust semantic pixel-wise labelling[J]. arXiv: 1505. 07293.

Calin M, Elfarra F, Parasca S, 2021. Object-oriented classification approach for bone metastasis mapping from whole-body bone scintigraphy[J]. Physica Medica, 84: 141-148.

Chan T, Vese L, 2001. Active contours without edges[J]. IEEE Transactions on Image Processing, 10(2): 266-277.

Chen L, Papandreou G, Kokkinos I, et al, 2018. DeepLab: Semantic image segmentation with deep convolutional nets, atrous convolution, and fully connected CRFs[J]. IEEE Transactions on Pattern Analysis and Machine Intelligence, 40(4): 834-848.

Fu J, Liu J, Tian H, et al, 2019. Dual attention network for scene segmentation[C]// Proceedings of the IEEE Conference on Computer Vision and Pattern Recognition: 3146-3154.

He K, Gkioxari G, Dollár P, et al, 2017. Mask R-CNN[C]// IEEE International Conference on Computer Vision: 2980-2988.

He K, Zhang X, Ren S, et al, 2016. Deep residual learning for image recognition[C]// IEEE Conference on Computer Vision and Pattern Recognition: 770-778.

Hinton G, Salakhutdinov R, 2006. Reducing the dimensionality of data with neural networks[J]. Science, 313(5786): 504-507.

Lee C, Xie S, Gallagher P, et al, 2014. Deeply-supervised nets[J]. arXiv: 1409. 5185.

Lin G, Milan A, Shen C, et al, 2017. RefineNet: Multi-path refinement networks for high-resolution semantic segmentation[C]// Proceedings of the IEEE Conference on Computer Vision and Pattern Recognition: 5168-5177.

Lin T Y, Goyal P, Girshick R, et al, 2020. Focal loss for dense object detection[C]// IEEE Transactions on Pattern Analysis and Machine Intelligence, 42(2): 318-327.

Minaee S, Boykov Y, Porikli F, et al, 2021. Image segmentation using deep learning: A survey[J]. IEEE Transactions on Pattern Analysis and Machine Intelligence: 99.

Ming L, Hu X, 2015. Recurrent convolutional neural network for object recognition[C]// IEEE Conference on Computer Vision and Pattern Recognition: 3367-3375.

Ronneberger O, Fischer P, Brox T, 2015. U-Net: Convolutional networks for biomedical Image segmentation[C]// International Conference on Medical Image Computing and Computer-Assisted Intervention, 9351: 234-241.

Shelhamer E, Long J, Darrell T, 2017. Fully convolutional networks for semantic segmentation[J]. IEEE Transactions on Pattern Analysis and Machine Intelligence, 39(4): 640-651.

Szegedy C, Liu W, Jia Y, et al, 2015. Going deeper with convolutions[C]// IEEE Conference on Computer Vision and Pattern Recognition(CVPR): 1-9.

Tang Y, 2013. Deep learning using linear support vector machines[J]. arXiv: 1306. 0239.

Wang L, Wang C, Sun Z, et al, 2020. Class balanced loss for image classification[J]. IEEE Access, 8: 81142-81153.

Yu F, Koltun V, 2015. Multi-scale context aggregation by dilated convolutions[J]. arXiv: 1511. 07122.

Zhou Z, Siddiquee M, Tajbakhsh N, et al, 2018. UNet++: A nested u-net architecture for medical image segmentation[C]// International Workshop on Deep Learning in Medical Image Analysis: 3-11.

第6章　核医学诊断文本分析

核素 SPECT 临床检测不仅输出图像数据,同时还输出包括描述病灶的诊断报告信息。诊断报告以文本形式呈现,通常反映病灶的位置、大小、形状等表征信息。本章提出病灶及其表征的关联分析技术,以及基于报告文本的知识型诊断模型构建技术。

6.1　病灶及其表征关联分析

为了探索病灶及其表征之间的关联,本节根据核医学医生提供的描述性报告文本,提取病灶的表征信息,挖掘具体病灶及其表征之间的关联,为构建基于知识的诊断模型提供基础。

6.1.1　核医学诊断文本

从疾病诊治的角度来看,SPECT 核医学检查的结果是诊断报告文本,包含患者个人信息、图像描述和建议性结果等几个方面的信息。在此,将患者的一次核医学检测结果称作一个病例。

给定任意一个 SPECT 检查病例,总能找到位置、形状、程度、状态和类别信息(或者至少它们中的某几个),其中前四个是针对病灶自身的描述,最后一个是病灶归属疾病类别的表述。

本书将描述病灶的前述信息称作病灶表征(representation of lesion),基于此,可将病灶形式化表示为如下五元组:

$$RL = (P,S,L,T,C) \tag{6-1-1}$$

其中,P 代表位置(position)、S 代表形状(shape)、L 代表程度(level)、T 代表状态(state)、C 代表疾病类别(class)。

6.1.2　诊断文本预处理

核医学诊断报告文本是医疗工作人员手工生成的自然语言文本,通过分析大量病例发现,信息遗漏、冗余、错误或表征信息缺失等现象在诊断报告中时有发生。例如,图 6-1-1 给出的 SPECT 图像描述中关于位置 P 的表述 L12,就是一个明显的错误,因为人体脊柱中腰椎共有 5 节,正确标记范围应为 L1~L5。

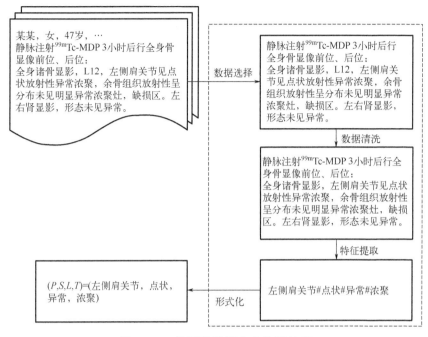

图 6-1-1　核医学诊断文本的预处理

因此，首先需要对诊断报告文本进行预处理，以消除原始文本中包含的错误、冗余信息，同时补全遗漏的信息。图 6-1-1 给出 SPECT 诊断报告文本的预处理过程：首先，数据选择阶段隐去患者的姓名、性别、年龄等隐私信息，以尽可能做到隐私保护；其次，数据清洗阶段消除文本中的错误表述和冗余信息，同时结合上下文信息补全遗漏的信息；然后，特征提取阶段提取出文本中包括的位置、形状、程度和状态信息；最后，形式化阶段将提取出的位置、形状、程度和状态信息连同诊断结果的疾病类别信息，组成前述定义的病灶五元组。

需要注意的是，如何从 SPECT 诊断报告文本中高效准确地提取病灶的表征信息，即表征提取阶段的实现，是核医学文本挖掘的重要内容之一，归属自然语言理解的研究范畴。本书利用人工提取的病灶表征研究病灶各表征之间的关联。

6.1.3　病灶表征的形式编码

从统计意义上看，病灶各表征信息之间必然存在某一种或几种关联，例如，有些疾病常发作于上肢，而有些可能常发作于下肢；某些疾病的病灶总是呈现为条块状，而某些却呈现为团状。为探究特定疾病在病灶表征之间具有的特定关联，本书提出了基于数据挖掘的疾病表征关联规则提取方法，该方法由病灶表征的形式化编码和关联规则提取两部分构成。

在病灶的五元组表示中，位置 P 实际上代表的是人体的骨骼。图 6-1-2 给出了人体骨骼系统的层次结构，从中可以看出，人体的骨骼具有明显的层级包含关系。因此，挖掘处理要将这种关联关系纳入考虑，以从位置的不同层级上探究疾病的发作模式。

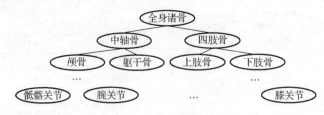

图 6-1-2　人体骨骼层次结构

表 6-1-1 给出了 SPECT 骨显像诊断文本病灶的"形状""状态""程度"等表征信息的全集，从中可以看出，每个表征的取值相互之间不存在包含关系。

表 6-1-1　病灶表征 S、T 和 L 及类别 C 的取值集合

表征	取值	数量
形状 S	块状、点状、片状、条片状、条块状、点块状、点条片状、点条状、点片状	9
状态 T	浓聚、增强、聚集、减淡、稀疏、缺如、缺损、扩张、滞留、摄取、不规则、不均匀、清晰、形态失常、形态欠佳、边界欠规整、体积增大、体积缩小、肿胀、畸形	20
程度 L	略微、轻度、确定、明显、较强、高度、过度	7
类别 C	关节炎、骨转移、退行性改变、其他	4

结合图 6-1-2 和表 6-1-1，提出固定长度的病灶表征二进制形式化编码如下。

①位置 P：采用 21 位二进制编码，由于人体骨骼共分为 7 层（见图 6-1-2），所以获得如图 6-1-3 所示的编码。

②形状 S：共 9 个，采用 4 位二进制编码。

③状态 T：共 20 个，采用 5 位二进制编码。

④程度 L：共 7 个，采用 3 位二进制编码。

⑤类别 C：共 4 个，采用 2 位二进制编码。

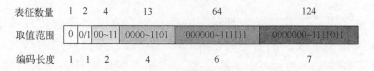

图 6-1-3　位置 P 的层级编码

上述编码规则将产生长度为 35 位的固定长度编码，如果诊断文本中的位置不出

现在 P 的编码中，则用*填充，以确保编码长度固定。例如，参照图 6-1-3，按照位置 P 的二进制固定编码规则，肩关节对应的 21 位编码为：01100111100011*******。表 6-1-2 给出了位置的编码示例。

表 6-1-2　位置编码示例

位置	21 位固定长度编码
骶髂关节	000100110001101000001
腕关节	011010010110101000100
...	...
膝关节	011101011100111110111
肩关节	01100111100011*******

应用上述形式化编码，挖掘算法可顺序扫描固定长度的编码，以便抽取其中包含的不同表征值。此外，位置 P 的层级编码反映了位置的层级包含关系，有助于挖掘算法实现伸缩挖掘，即提取不同层级位置与疾病之间的关联。

6.1.4　病灶–表征关联挖掘

Apriori 算法是经典的关联规则挖掘算法，有着结构简单及在小数据集上性能较好的优点。因此，本书研究提出基于 Apriori 的病灶表征关联规则挖掘算法。病灶表征关联规则挖掘的目的在于探究特定疾病通常在什么位置发病、通常具有什么样的形状、呈现什么状态，以及表现出怎样的严重程度，进而形成特定的模式，以便构建基于知识的疾病诊断模型。

对于给定的由 n 个病灶五元组构成的集合 $\boldsymbol{RL} = \{RL_1, RL_2, \cdots, RL_n\}$ 以及第 i 个病灶的表征 rl_1 和 $rl_2 (rl_1, rl_2 \in RL_i)$，定义支持度如下：

$$\begin{aligned} \text{Supp}(rl_1, rl_2) &= P(rl_1 \cap rl_2) \\ &= \frac{1}{n-1}\text{Count}(RL_{1\leqslant j\neq i\leqslant n} \mid rl_1, rl_2 \in RL_j) \end{aligned} \tag{6-1-2}$$

其中，函数 Count($\cdot$) 用于统计所有同时包含 rl_1 和 rl_2 的病灶数量。

令 Supp_{min} 代表最小支持度阈值，若将病灶的表征 rl_1 和 rl_2 的同时发生视作事件，则该事件频繁的条件是当且仅当 $\text{Supp}(rl_1, rl_2) \geqslant \text{Supp}_{min}$。本章的目的在于，根据给定的支持度阈值，发现与疾病 C 同时发生的频繁事件。

不同于支持度，关联规则的另一个度量指标是置信度。类似地，可定义置信度如下：

$$\begin{aligned} \text{Conf}(rl_1, rl_2) &= P(rl_1 \cap rl_2) / P(rl_1) \\ &= \frac{\text{Count}(RL_{1\leqslant j\neq i\leqslant n} \mid rl_1, rl_2 \in RL_j)}{\text{Count}(RL_{1\leqslant k\leqslant n} \mid rl_1 \in RL_k)} \end{aligned} \tag{6-1-3}$$

同理可定义最小置信度阈值 $Conf_{min}$。对于设定的两个阈值，本章提出的算法首先产生病灶表征的频繁项集，即统计每个表征在病例(表征)集中出现的次数，将那些满足最小支持度 $Supp_{min}$ 条件的病例组织起来形成"1 项集" S_1。然后，算法逐层递归扫描病例集，直至没有更大项集产生。

上述过程中最重要的步骤是最大项集 S_k 的产生，此过程需要通过将 S_{k-1} 与自身连接产生候选 S_k 集合。假定 s_1 和 s_2 是 S_{k-1} 的成员，用 $s_i[j]$ 表示 s_i 中的第 j 项。Apriori 算法按照患者的 ID 对数据进行排列，对于 $k-1$ 项集 s_i，排序得到 $s_i[1] < s_i[2] < \cdots < s_i[k-1]$。执行连接操作将 S_{k-1} 与自身连接，如果 $(s_1[1] = s_2[1])$ && $(s_1[2] = s_2[2])$ && $\cdots$ && $(s_1[k-2] = s_2[k-2])$ && $(s_1[k-1] < s_2[k-1])$，则认为 s_1 和 s_2 是可连接的。连接 s_1 和 s_2 的结果是 $\{s_1[1], s_1[2], \cdots, s_1[k-1], s_2[k-1]\}$，在此过程中要确保不产生重复项。

例如，若项集 S_1 为{肩关节}、{膝关节}和{踝关节}，可生成 S_2 项集为{肩关节，膝关节}、{肩关节，踝关节}和{膝关节，踝关节}，按照此规则直到不能发现频繁 k 项集为止。根据以上过程得到的频繁项集，产生关联规则。

生成含 k 个元素的候选项集，从而生成包含在事务 t 的候选项集 C_t，其中满足支持度阈值的条件时，生成病症及其表征的频繁项集 L_k，从而生成关联规则。

6.1.5　实验验证与结果分析

本部分应用一组在核医学临床检查中获取的 SPECT 诊断真实文本数据，验证所提出的挖掘算法的性能。

1. 实验设计

实验评价指标应能客观评价关联规则挖掘算法产生的结果，即算法挖掘结果是否与医生的专家知识一致。然而，客观性是一个难以量化的指标，不能很好地应用于实验结果的评价。对此，本书采取了如下半定量解决方案。

量化评分 —— 邀请 3 名核医学科领域专家，各自对照原始 SPECT 诊断病例对算法挖掘结果量化打分(1：完全一致；0.8：较一致；0.5：基本一致；0：不一致)。

投票表决 —— 针对 3 位领域专家的打分结果，采取少数服从多数和就低原则表决产生最终评分。

应用上述方案，每一条关联规则均会获得一个量化评价结果。

2. 实验结果与分析

为了考察两种不同的阈值对关联规则挖掘结果的影响，实验设置了 3 种不同的支持度、置信度取值方案(表 6-1-3)。

表 6-1-3　支持度和置信度的不同取值

方案	支持度 (Supp)	置信度 (Conf)
1	0.11	0.2
2	0.12	0.3
3	0.18	0.5

实验结果表明，当 $Supp_{min} = 0.12$、$Conf_{min} = 0.3$ 时，算法获得的关联规则具有较高的客观性。表 6-1-4 给出了位置 P 与疾病类别 C 之间的关联情况，其中，01 代表关节炎、10 代表退行性改变、11 代表骨转移、00000100000111001110 1 代表 L4、00000100000111001111 0 代表 L5、01111010110000*******代表股骨，其余编码的含义参照表 6-1-2 中的编码规则说明。

表 6-1-4　当 Supp = 0.12、Conf = 0.3 时位置 P 和类别 C 的关联规则

关联规则	（支持度，置信度）
01110101110011111 10111 → 01	(21.14%, 83.80%)
01 → 01110101110011111 10111	(21.14%, 77.66%)
00000100000111001111 0 → 10	(18.44%, 75.51%)
10 → 00000100000111001111 0	(18.44%, 52.56%)
00000100000111001110 1 → 10	(13.96%, 76.08%)
10 → 00000100000111001110 1	(13.96%, 39.77%)
01111010110000******* → 11	(13.96%, 96.00%)
11 → 01111010110000*******	(13.96%, 37.23%)
01100111100011******* → 01	(12.06%, 67.98%)
01 → 01100111100011*******	(12.06%, 44.32%)

由表 6-1-4 给出的位置及其疾病的关联规则可以看出，不同位置对应不同疾病，即不同疾病发作的位置通常不尽相同。

如前所述，位置按图 6-1-2 所示的层次方式编码，泛化位置（如膝关节）和具体位置（如左侧膝关节）分别与疾病的关联结果也有所不同。由表 6-1-5 可知，泛化位置与疾病的关联效果相对而言更好。其中，01110101110011111 01110 代表左侧膝关节、01110101110011111 01111 代表右侧膝关节、01110101110011111 0111 代表膝关节、01 代表关节炎。

表 6-1-5　泛化位置及具体位置与疾病的关联情况

关联规则	（支持度，置信度）
01110101110011111 01110 → 01	(18.52%, 90.26%)
01 → 01110101110011111 01110	(18.52%, 58.86%)
01110101110011111 01111 → 01	(18.11%, 89.11%)

续表

关联规则	（支持度，置信度）
01 → 011101011001111101111	(18.11%，57.53%)
011101011100111110111 → 01	(19.52%，98.54%)
01 → 011101011001111110111	(19.52%，65.37%)

当 $Supp_{min} = 0.12$、$Conf_{min} = 0.3$ 时，图 6-1-4 给出了关节炎、骨转移、退行性改变与其表征之间的关联，其中，0001 代表点状，0010 代表片状，0100 代表点片状，00001 代表浓聚，00010 代表增强，001 代表轻度，010 代表异常，括号内表示支持度和置信度。

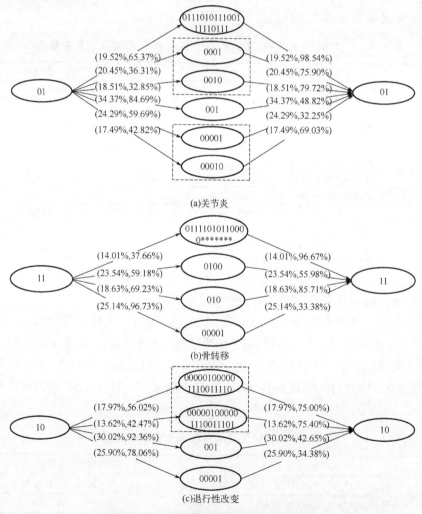

图 6-1-4　三类疾病与其表征之间的关联

由图 6-1-4 所示的三种疾病及其表征之间的关联可以看出，关节炎经常发生在膝关节，见点状/片状且轻度浓聚/增强。此外，由关节炎与其表征之间的支持度和置信度，可推断出当膝关节见点状/片状轻度浓聚/增强时，临床通常考虑此位置发生了关节炎病变。根据支持度与置信度的取值，也可进一步得知关节炎的病灶形状更可能是点状，病灶的状态更可能是浓聚。

类似地，骨转移经常发生在股骨，常见点片状且异常浓聚，而当股骨见点片状异常浓聚时，此时更有可能发生骨转移。退行性改变经常发生在 L4(第 4 腰椎)和 L5(第 5 腰椎)，呈现轻度浓聚，对应地可以理解为当 L4 和 L5 呈轻度浓聚时，发生退行性改变的可能性较大。

图 6-1-5 给出了病例的客观性量化评价结果，从中可以看出，所提出的挖掘算法的结果与临床诊断的结果保持着高度一致，能够客观反映病灶各表征之间的关联，为基于知识的自动化诊断模型建构奠定了基础。

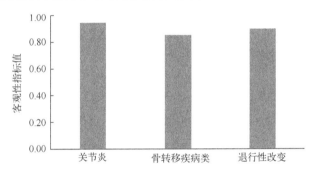

图 6-1-5　算法客观性量化结果

本实验关节炎及其表征的关联结果具有实际参考意义，双腿支撑着人体骨骼，确保人的站立、行走等基本姿势，久而久之双腿势必会受到影响，评价指标的值比较高。而骨转移是其他癌症发生病变的结果，对于实际诊断文本来说，其中一部分病例是全身发生骨转移，因此评价结果相对来说要低一些。退行性改变严格来说并不属于疾病范畴，它只是随着年龄的增长，人体的各种骨关节退化，对于实际诊断文本来说，多数患者在骨骼上均可能发生退行性改变。

尽管算法获得了较为客观的结果，但支持度和置信度阈值明显偏低。这是因为：首先，本节实验数据集中涉及的疾病类型多，而每一类包含的病例数明显偏少；其次，存在较为明显的样本类间不均衡现象。

以疾病的病灶与其表征之间的关联关系提取为目标，本节研究了基于数据挖掘的核医学文本关联规则提取方法，具体包括：首先，提出了核医学文本的预处理方法，对核医学文本可能存在的信息遗漏、冗余、错误或表征信息缺失等进行了处理；其次，提出了病灶表征的编码规则，将一条诊断文本编码为具有固定长度的二进制位串；再次，提出了基于 Apriori 算法的病灶表征与所属疾病之间关联的挖掘算法，特别是算法考虑了位置的层次关系，因而确保算法的伸缩性；最后，应用源自核医学科病例检测的真实数据，测试并验证了本章提出的方法，实验结果表明该方法能够有效提取出病灶表征及其所属疾病之间的关联，获得的客观性评价指标的平均值接近或超过 90%。

6.2　基于文本的诊断模型

在医学领域，疾病的病理、病因与其病症，通常具有一定的规律性。病灶表征是核医学诊断中提取出能够概括病灶信息的关键词，因此基于病灶及其表征建立诊断模型非常值得研究。对于小样本数据，一般采用机器学习的方法探究样本分布规律，机器学习利用统计技术提供了向计算机"学习"数据的能力。本章将诊断问题转化为分类问题，通过实现文本的多分类，从而实现多疾病的诊断模型。

而随着样本数据量的不断增加，传统机器学习方法处理海量数据明显处于劣势，深度学习通过学习将数据转换为更简单的概念和层次结构，它同时能够利用抽象层次更低的概念形式化表征抽象层次更高的概念，从而更加灵活。近些年，深度学习发展迅速，因其自动提取数据特征的特点，已被广泛应用到各个领域，解决了传统方法人工提取特征带来的高误差问题。CNN 有着模型简单、分类效果好的特点，基于此，本章研究利用基于 CNN 的 TextCNN 模型实现核医学诊断文本的分类。

6.2.1　基于传统机器学习方法的诊断模型

核医学文本内容采用自然语言进行描述，内容结构包括病灶表征及其疾病的描述词。病灶表征是从大量核医学文本中发现的能够描述病灶特点的关键词，包括位置、形状、程度和状态等。

给定任意一个 SPECT 检查病例，总能找到位置、形状、程度、状态和类别信息（或者至少它们中的一部分），其中前四个是病灶本身的描述，最后一个是病灶归属疾病类别的表述。

1. 基于 SVM 的诊断模型

1）SVM 原理

SVM 根据文本数据的特点，将结构特征复杂的五元组映射到线性空间，以使得问题更易解决。对于给定的特征集合 $T = \{(x_1, y_1), (x_2, y_2), \cdots, (x_N, y_N)\}$，分类决策函数如下：

$$f(x) = \mathrm{sign}(\sum_{i=1}^{N} \alpha_i y_i K(\boldsymbol{x}, \boldsymbol{x}_i) + b^*) \tag{6-2-1}$$

其中，$\boldsymbol{x}_i \in R^n$，即疾病表征的四元组 (P, L, S, T) 组成的特征空间，$y_i \in \{-1, 1\}$，对应疾病类型 C，$i=1$，2，$\cdots$，N，α_i 为拉格朗日乘子，$K(\cdot)$ 为核函数。

核函数 $K(\cdot)$ 作为非线性分类不可或缺的一部分，实验分析比较采用两种核函数对核医学文本分类结果的影响。其中，多项式 poly 核函数（Polynomial 核函数）的表达式为

$$K(\boldsymbol{x}_i, \boldsymbol{x}_j) = (\boldsymbol{x}_i^{\mathrm{T}} \boldsymbol{x}_j)^d \tag{6-2-2}$$

其中，d 为多项式次数。

高斯核函数，也称为径向基核函数（radial basis function，RBF），其表达式为

$$K(\boldsymbol{x}_i, \boldsymbol{x}_j) = \exp\left(-\frac{\left\| \boldsymbol{x}_i - \boldsymbol{x}_j \right\|^2}{2\sigma^2}\right) \tag{6-2-3}$$

其中，$\sigma > 0$ 为高斯核函数的带宽。

由于上述两种核函数适用于小数据集，且可用于非线性问题的求解，因此，将这两种核函数引入 SVM 中，分析二者的识别结果，选择最优核函数分析分类效果。

整个模型的关键步骤就是调参过程，实验中选择 c 和 g 作为 SVM 方法的参数，其中，c 为惩罚系数，其值越大，模型对样本的学习更准确，但它以发生过拟合的风险为代价；g 影响核函数中的 σ 值，g 越大、σ 越小，同样容易发生过拟合，g 越小、σ 越大，此时更容易发生欠拟合。因此，参数的选择直接影响整个模型的分类效果。

2）遗传算法优化

遗传算法（genetic algorithm，GA）是根据人体基因学提出的一种算法，该算法完全仿照基因学中基因的交叉变异过程实现。通过遗传算法找到 SVM 参数 c 和 g 的全局最优值，分析统计该方法的性能。具体的算法流程如图 6-2-1 所示。

选择初始种群，种群是染色体组，染色体代表特征集合，每个染色体中的 1 代表选中该特征，0 代表未选中该特征。例如，染色体 $C_i = [0, 1, 1, 1]$，说明这 4 个特征中，第 2、3、4 的表征形状、程度、状态被选择作为子特征。然后利用轮盘赌方法选择 $C_j (j \neq i)$，C_j 被选中的概率如下：

$$p(C_j) = \frac{E(C_j)}{\sum_{k=1}^{|\mathrm{pop}|} E(C_j)} \tag{6-2-4}$$

其中，$E(C_j)$ 是染色体 C_j 的精度，$|\mathrm{pop}|$ 是种群数。

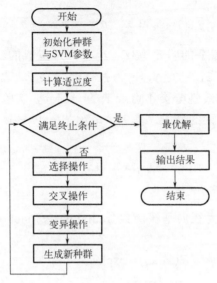

图 6-2-1 遗传算法优化流程图

被选中的染色体经过交叉变异后，会使染色体对的基因发生变化，将 1 转换为 0，将 0 转换为 1，具体如图 6-2-2 所示，交叉变异后第 1、3 和 4 的表征病灶的位置、程度和状态被选中。

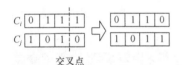

图 6-2-2 交叉变异过程

经过上述过程，如果新生成的种群没有满足设定的阈值条件，则继续循环；直到满足阈值为止，输出最优解，最终获得了 SVM 模型的最优参数。

3）实验设计

实验评价指标包括准确度、精确度、召回率、F-1 评分和 AUC 值，见式（2-4-4）。数据标记基于 LabelMe 系统完成。

4）实验结果

本部分包括 SVM 量化结果和遗传算法优化参数的量化分析等内容。实验选用 SVM 对文本进行分类，并引入 RBF 和 poly 两种核函数，分类结果如表 6-2-1 所示。

表 6-2-1 SVM 分类准确度

迭代次数	3	8	10	15
RBF	0.78	0.80	0.81	0.80
poly	0.74	0.75	0.77	0.76

从表中可以看出，当选择 RBF 核函数且迭代次数为 10 时，SVM 的分类效果最好。

表 6-2-2 给出了 c 和 g 的组合得到的平均评价指标,其中,Scale 是 g 的默认值,实验结果表明方案 2 的准确度最高。

表 6-2-2 SVM 参数的准确度结果

方案	参数取值(c, g)	准确度
1	(1.5,Scale)	0.79
2	(1.5,2.2)	0.83

通过表 6-2-2 的参数选择,表 6-2-3 给出了每种疾病的评价指标,从中可以看出,骨转移的分类效果相对较好。

表 6-2-3 每种疾病的评价指标

疾病类别	精确度	召回率	F-1 评分	准确度
正常	1.00	1.00	1.00	
关节炎	0.79	0.93	0.86	0.88
骨转移	0.88	0.90	0.89	
退行性改变	0.89	0.59	0.71	

5)遗传算法优化实验结果

根据遗传算法自身特点,对 SVM 算法做优化改进,以提高分类模型的分类效果。为了考察不同 c 和 g 对分类结果的影响,实验设置了 3 种不同 c 和 g 取值方案(表 6-2-4)。

表 6-2-4 遗传算法的准确度

方案	c	g	精确度
1	55.02	45.83	0.72
2	75.53	14.37	0.86
3	95.98	12.58	0.82

实验结果表明,当 c 设置为 75.53、g 设置为 14.37 时,算法获得的分类结果具有较高的客观性。表 6-2-5 给出了优化后 SVM 的分类结果。

表 6-2-5 当 c=75.53,g=14.37 时 SVM 优化后的评价指标值

疾病类别	精确度	召回率	F-1 评分	准确度
正常	1.00	1.00	1.00	
关节炎	0.88	0.94	0.91	0.89
骨转移	0.93	0.92	0.93	
退行性改变	0.87	0.77	0.81	

由表 6-2-5 给出的 SVM 优化后的评价指标可以看出，每一类疾病的指标较之前均有所提高，但是退行性改变的精确度并未改变，这是因为退行性改变本身数据量少，数据的可选范围小，导致优化前后选中的数据存在重复现象，因此，退行性改变的精确度并未提高。

总体上看，优化后整体的准确度有所提高，能够较明显提高疾病的精确度，为医学诊断预测提供帮助，实现"真正"的人机交互。

2. 基于随机森林的诊断模型

1) 随机森林模型原理

随机森林是一种基于决策树的集成学习方法，有着结构简单、实现容易、性能较好的特点。因此，本节研究提出面向核医学文本的随机森林分类算法。决策树生成过程主要运用信息熵理论，采用基尼指数选择特征，基尼指数越小，数据集的纯度越高，而基尼纯度是指在特征集合中正确划分特征的可能性。对于给定的五元组集合 $D = \{D_1, \cdots, D_n\}$ 以及一个五元组 $D_i (1 \leqslant i \leqslant n)$ 中的疾病类别 $C_k (1 \leqslant k \leqslant K)$，基尼值定义如式(6-2-5)所示。

$$G(D) = 1 - \sum_{k=1}^{K} \left(\frac{|C_k|}{|D|} \right)^2 \qquad (6\text{-}2\text{-}5)$$

针对某一表征 a，其基尼指数定义如下：

$$G\_i(D,a) = \sum_{v=1}^{V} \frac{|D^v|}{|D|} G(D^v) \qquad (6\text{-}2\text{-}6)$$

其中，D^v 指当表征为 a 时第 v 个疾病类别的样本集合。选择基尼指数小的表征作为特征分割节点，按照上述过程依次选择节点，直到不能再继续划分为止。

核医学文本预处理后形成上述所示的五元组，对于每棵决策树，算法首先利用 boostrap 方法(有放回抽样)选择 N 个训练集；其次在每个训练集中随机选择 k 个特征，利用式(6-2-6)计算基尼指数，从而进行最优属性(特征)选择；最后生成决策树。

通过随机森林算法进行模型训练，模型可在测试样本获得预测结果。图 6-2-3 给出了包含训练集与测试集在内的核医学文本分类的工作原理，从图中可以看出整个过程中最重要的环节是决策树的建立过程，它影响着算法的性能与效果。

在模型建立的整个过程中，最重要的步骤就是调参，随机森林方法的参数数量多，不同参数的组合方式可以使随机森林达到较好的分类效果。表 6-2-6 给出了随机森林方法的主要参数。

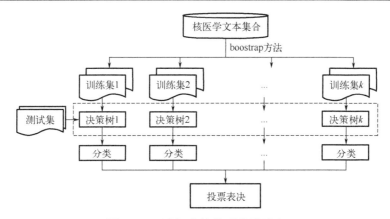

图 6-2-3　随机森林模型分类过程

表 6-2-6　随机森林的主要参数

主要参数	含义
n_estimators	森林中树木的数量
max_depth	树的最大深度
max_features	最佳分割时要考虑的分割数量
bootstrap	是否随机取样 是否使用袋外样本来估计泛化
oob_score	精度

很显然，从表 6-2-6 还可以看出，只有随机森林的多个参数取值最佳，才能得到较好的分类结果。由于在实际操作中，无法保证所选参数是否达到最佳，因此，提出一种基于遗传算法优化随机森林参数的方法。GA 算法首先选择初始种群，种群是染色体组，染色体代表子森林，每个染色体用二进制编码，1 代表选中该树，0 代表没有选中该树。例如，染色体 C_i = [0, 1, 0, 1, 0, 1, 0, 1]，说明在这 8 棵树中，第 2、4、6、8 被选择作为子森林。然后利用轮盘赌方法选择 $C_j(j \neq i)$，通过遗传算法找到随机森林中树的数量和深度的最优值，分析统计该方法的性能。

2) 实验设计

实验利用在核医学临床诊断中获取的 SPECT 诊断文本，验证所构建模型的分类有效性。

实验评价指标除选择准确度、精确度等之外，随机森林还选择袋外数据(out of bag，OOB)精度作为评价指标。训练集的生成通过对样本有放回抽样(boostrap)实现，在此过程中由于每个基分类器只抽取 2/3 的训练集，剩下 1/3 的样本没有被抽取，把这 1/3 的样本集合称为 OOB，用来估计泛化精度。Breiman 在文中指出 OOB 精度可作为测试集的精度进行评估。因此，本节实验采用 OOB 作为判定随机森林实验结果好坏的评价指标。

3）实验结果

森林中树的数量（n_estimators）作为整个随机森林中的重要参数，影响着分类结果。为了清晰观察树的数量的取值范围，且发现训练过程中树的数量与 OOB 精度之间的关系，图 6-2-4 给出了树的数量与 OOB 错误率之间的关系。

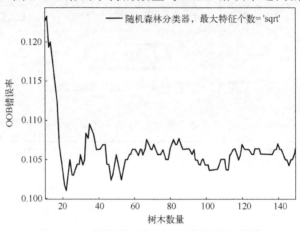

图 6-2-4　树的数量与 OOB 错误率的关系

从图中明显可以看出，开始木树木数量越多，误差越小；随着树木数量逐渐增加到 20 时，误差波动幅度达到最小；此后，虽然树木数量增多，但 OOB 的误差并不会减小。

表 6-2-7 给出了 n_estimators 和 max_depth 组合得到的平均评价指标，最终方案 3 的 OOB 精度及准确度最高。

表 6-2-7　随机森林的主要参数取值

方案	主要参数	取值	OOB 精度	准确度
1	n_estimators max_depth	50 4	0.86	0.83
2	n_estimators max_depth	30 5	0.87	0.82
3	n_estimators max_depth	80 5	0.89	0.88

由表 6-2-7 可以看出，参数树木数量为 80、深度为 5 时，模型获得的分类准确度最高，其中包含了三种疾病。为了方便看出每一种疾病的分类效果，表 6-2-8 给出了当 n_estimators=80、max_depth=5 时的评价指标。

表 6-2-8　当 n_estimators=80，max_depth=5 随机森林的评价指标值

疾病类别	精确度	召回率	F-1 评分	准确度
正常	1.00	1.00	1.00	
关节炎	0.79	0.91	0.84	0.88
骨转移	0.84	0.85	0.84	
退行性改变	0.90	0.60	0.72	

从表 6-2-8 中对比分析可以看出，关节炎和骨转移疾病的各项指标均接近或超过 0.8，但是退行性改变的召回率正确预测正样本的数量较少，导致整体指标值较小，F-1 评分的值因此也受到影响。

通过以上调参过程，实验结果得到了较好的效果。表 6-2-9 给出了主要参数的具体取值。

表 6-2-9　随机森林的主要参数取值

主要参数	取值
n_estimators	80
max_depth	5
max_features	sqrt
bootstrap	true
oob_score	true

本节提出的 GA 优化的随机森林模型利用 GA 特有的功能，优化随机森林参数 n_estimators 和 max_depth。而 GA 自身也需要参数调节，为了得到最优解，实验设置了两组方案（表 6-2-10）。

表 6-2-10　GA 的准确度结果

方案	繁殖代数(gen)	种群数量(pop)	准确度	(n_estimators，max_depth)
1	10	30	0.82	(90，9)
2	20	50	0.84	(110，11)

从表 6-2-10 中可以看出，选用方案 2 时模型获得的准确度达到最高，因此选择 n_estimators=110、max_depth=11 作为遗传算法优化随机森林参数的值。表 6-2-11 给出了优化后随机森林的评价指标值。

从表 6-2-11 中可以看出，优化后的准确度和 OOB 精度较优化前有不同程度的提高，特别是，对于关节炎和骨转移均比表 6-2-8 所给出的对应值有明显提高。

综合上述实验结果，所提方法能够提高随机森林的准确度，提高了分类精度。但同时也可以看出，退行性改变的实验结果增长幅度小甚至没有提高，其最主要

的原因是退行性改变的数据量本身偏少。人体的退行性改变在骨骼的表现之一是骨质增生，经常发生在颈、腰、膝部等位置。发病位置尤为广泛，因此导致该疾病的实验结果相对较低。

表 6-2-11 当 n_estimators=110，max_depth=11 随机森林优化后的评价指标值

疾病类别	精确度	召回率	F-1 评分	准确度	OOB
正常	1.00	1.00	1.00		
关节炎	0.86	0.95	0.90	0.92	0.92
骨转移	0.91	0.92	0.92		
退行性改变	0.89	0.68	0.77		

通过对随机森林优化调参，可得到具有较好分类效果的随机森林模型，图 6-2-5 给出了决策树的部分执行结果，其中，边框"··········"代表关节炎，边框"-----"代表骨转移，边框"------"代表退行性改变，$X_{[0-3]}$代表五元组中的四个表征[位置/形状/程度/状态]，利用式(6-2-5)计算信息熵，模型实现了不同类别疾病的分类。从图中可以看出，最终的分类结果边框为实线时，内容显示 Value = [0，1，1]，此时不属于其他疾病，也就是说此节点不再继续向下分解，代表一种无法避免的特殊情况。

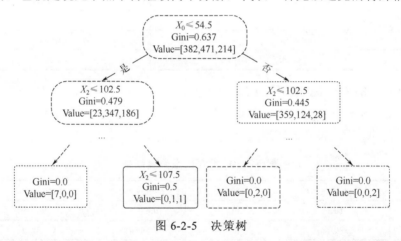

图 6-2-5 决策树

从图 6-2-5 还可以看出，量化后的表征是整个决策的重点，当位置小于 54.5、程度小于 102.5 时，此时若基尼指数 Gini = 0，以高达 90%概率判定为发生关节炎。

6.2.2 基于深度学习方法的诊断模型

1. 文本分词

通过观察诊断报告的描述内容可以发现，医学诊断图像的描述性报告文本中

可能存在与诊断无关的信息，即"噪声"。为了消除文本中包含的噪声信息，需要事先对报告文本做预处理，主要包括医学文本的获取、停用词的消除等（图 6-2-6）。

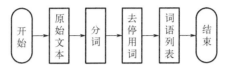

图 6-2-6　诊断报告文本的预处理过程

由于中文与英文的表达规则不同，英文相对而言便于识别，但中文的识别难度较大。此外，字切分、句切分和段切分对文本研究来说不能体现很大价值。因此就需要利用一些方法对文本进行切分，常用的分词方法主要有基于词典匹配的分词方法、基于语义的分词方法和基于词频统计的分词方法。

基于词典匹配的分词方法，其思想主要根据建立的词典对文本匹配，若匹配成功，则将文本块切分出来；基于语义的分词方法是指真正理解文本含义，从而进行分割，但这种方法存在较大的难度，因为中文的语法结构非常复杂，使得切分操作困难，而且中文中一个词语在不同的语境中通常有不同的含义，目前来说能够让计算机掌握这种思维模式具有一定挑战性；基于词频统计的分词方法通过统计词频，满足一定条件，则认为该词可以作为独立的词被切分出来。

Jieba 分词是目前普遍使用的分词工具，不仅自身带有词库，而且还可以自定义词典。主要包括以下三种模式。

①精确模式：针对给定的文本，能够切分出词语，便于分析；如文本"我来到西北民大"，可切分出"我/来到/西北/民大"。

②全模式：对于给定的文本，切分出文本中所有可能的词；同样的一句话，可以切分出"我/来到/西北/民大/西北民大"。这种模式的切分速度快，但是从这句话也可以看出该模式的弊端，它把"西北民大"切分成三个词，这对后面的研究存在一定的影响。

③搜索引擎模式：对于给定的文本，先进行精确分词后，再对文本切分。对于上面的例子，可以切分出"我/来到/西北/民大/北民/西北民大"。从中可以看出，这种模式的切分依然存在一定的弊端。

停用词是指文本中出现频率较高但对分词没有任何意义的词语，如"是""啊""的"以及标点符号等。在文本预处理时，需要对去掉的"无用"字词和标点符号建立停用词表，可以根据实际情况自己构建停用词表。例如，"左侧第 8 前肋、左侧骶髂关节及左侧坐骨见点片状放射性浓聚"，这句话中的停用词为"及""见"，以此类推。

2. 基于 TextCNN 的诊断模型

Kim 提出的 TextCNN 是一种适用于文本挖掘的神经网络，是由 CNN 改进而来面向文本分类的深度学习模型。TextCNN 仅使用一个卷积层，为了保证算法的正常运行，针对已经整理好的五元组会存在空缺值的问题，采用的解决方法是做补 0 操作，然后，通过嵌入层实现文本特征提取，并将其放在线性空间中，然后通过卷积池化层提取最大特征，最后利用 Softmax 输出概率值。

词向量是一个语义向量，在所有维度上都有不同的语义信息。因此，卷积运算可以在单字嵌入维数或全字嵌入方向上引入。

1) 嵌入层 (embedding layer)

在基于深度学习的文本分类中，模型需要的数据是词的向量形式。设定词向量的维数为 $|d|$，文本的数量为 n，那么就有 $n \times |d|$ 的矩阵。每个句子的词向量 X 可以表示为 $x_{1:n} = x_1 \oplus x_2 \oplus \ldots \oplus x_n$，其中，$\oplus$ 为串联操作。

如图 6-2-7 所示，输入层为一个 9×6 的词向量矩阵 X，其中，9 代表每个句子单词的个数、6 代表对应词向量的维数。利用两种卷积核对词向量进行卷积运算，其卷积核分别为 2×6 和 3×6。

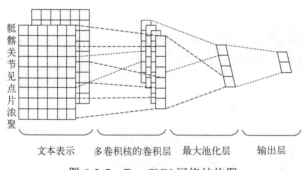

图 6-2-7　TextCNN 网络结构图

2) 优化算法

在深度学习模型的训练过程中，由于模型的网络深层较深，容易导致训练过程的计算量增加，一般来说算法自身无法找到最优解。损失函数是优化算法的首选，它是参数更新的依据，据此可训练出最优的模型。可选用的优化算法包括前述的随机梯度下降算法和 Adam 等。

3) 正则化

正则化是机器学习中非常重要并且非常有效的减少泛化误差的技术，该方法虽然有效，但是由于本身原因，易发生过拟合现象。目前比较常用的技术主要包括以下几类。

训练集合扩充：防止过拟合最有效的方式就是增加训练数据，训练数据越多发生过拟合的可能性越小。而在自然语言处理领域常见的方法是近义词替换，把相近的词语转换成统一词语表述，从而增加数据量。

失活处理策略：失活处理是由 Hinton 等提出的一种正则化方法，可以有效解决神经网络的过拟合问题，该方法的主要思路是随机选择丢弃一个单元，每个单元以概率 P 保持独立同分布，其中，概率 P 通常接近于 1。图 6-2-8 给出了应用失活处理后的神经网络模型。

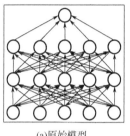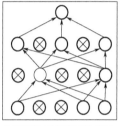

(a)原始模型　　　　　　　　(b)应用失活处理后的模型

图 6-2-8　失活处理网络结构

3．实验验证与结果分析

利用在核医学临床诊断中获取的 SPECT 诊断文本，本部分验证实验的有效性。实验数据包括关节炎、骨转移、退行性改变和正常四个类别，针对四个类别构建分类模型。

1)实验设计

实验的超参数决定着一个实验结果的好坏，表 6-2-12 介绍 TextCNN 的主要参数配置。

表 6-2-12　模型的主要参数配置

参数名称	含义	取值
filter_sizes	卷积核大小	根据实验设置
num_filters	卷积核个数	根据实验设置
dropout_keep_prob	丢弃率	0.5
embedding_dim	词向量维度	128
batch_size	批训练样本数	64
num_epoch	模型迭代次数	200

2)实验结果

实验选用 TextCNN 对文本进行分类，为了更直观观察 filter_sizes 对分类性能的影响，实验分别设置了[1，2，3]、[2，3，4]、[3，4，5]三组情境，表 6-2-13 给出了对应的实验验证结果。从中可以看出 filter_sizes 设置为[3，4，5]，准确度的值更高。

表 6-2-13　不同 filter_sizes 的实验结果

方案	filter_sizes	准确度
方案 1	[1，2，3]	0.934968
方案 2	[2，3，4]	0.934968
方案 3	**[3，4，5]**	**0.940298**

卷积核尺寸确定后，num_filters 的数量也决定着模型评价的性能，从表 6-2-14 中可以看出 num_filters 为 128 时，模型能够取得较好的分类效果。

表 6-2-14　不同 num_filters 的实验结果

方案	num_filters	准确度
方案 1	32	0.939232
方案 2	64	0.938166
方案 3	**128**	**0.940298**

进一步分析比较不同激活函数对实验结果的影响。从表 6-2-15 中可以看出，当使用 ReLU 和 Tanh 激活函数时，模型获得的准确度值相同，均为 0.940298，但是 Tanh 的损失值更低，因此选用 Tanh 函数更适合核医学文本诊断模型的构建。TextCNN 原模型中使用的激活函数是 ReLU，当比较大的梯度经过 ReLU 神经元时，会使得神经元无效，从而影响实验性能，而本节所提出的模型选择 Tanh 作为激活函数能够很好地解决这一问题。

表 6-2-15　不同激活函数的实验结果

方案	激活函数	准确度	损失值
方案 1	ReLU	0.940298	0.179256
方案 2	Sigmoid	0.934968	0.174531
方案 3	Softmax	0.934968	0.167223
方案 4	Tanh	**0.940298**	**0.170199**

池化层从卷积后的全部特征中提取出关键特征，主要包含最大池化(max_pool)和平均池化(avg_pool)两种池化方法。表 6-2-16 给出了每种池化方法的准确度和损失值，从表中可以看出，平均池化的损失值更小，说明该池化方法能捕获更有用的特征。这是因为 TextCNN 在池化层中只使用最大池化，只考虑每个特征图的

最大特征值，而不用考虑其他因素。这样一来，某些重要的信息可能会丢失。通过表 6-2-16 可以看出，使用平均池化方法对于核医学文本数据来说，具有较好的分类效果。

表 6-2-16　不同池化方法的实验结果

池化方法	准确度	损失值
最大池化	0.934968	0.174531
平均池化	**0.934968**	**0.169175**

为了考查 Adam 算法和丢弃率的选择是否对分类性能产生影响，表 6-2-17 给出了两种方法的实验结果比较分析。可以看出，当 Adam 算法的参数设置为 10^{-4}、丢弃率为 0.5 时，分类结果可达到最优。

表 6-2-17　Adam 和丢弃率的实验结果

（Adam 参数，丢弃率）	准确度	损失值
$(10^{-3}, 0.4)$	0.93	0.19
$(10^{-4}, 0.5)$	**0.94**	**0.16**
$(10^{-5}, 0.6)$	0.93	0.20

通过上述实验，使得算法在本实验的设置下取得很好的效果。表 6-2-18 给出了每种疾病的评价指标，从中可以看出，骨转移的分类效果相对较好，F-1 评分的值为 0.95。正常类别获得的精确度、召回率和 F-1 评分值均为 1，这是因为正常类别的表征是"未见异常"，该特征与其他疾病中任意疾病表征均不同，因此各项评价指标均为 1。在骨转移、关节炎和退行性改变三种疾病中，骨转移的召回率和 F-1 评分值最高，分别是 0.99 和 0.95。

表 6-2-18　每种疾病的评价指标

疾病类别	精准度	召回率	F-1 评分	准确度
正常	1.00	1.00	1.00	
骨转移	0.92	0.99	0.95	0.94
关节炎	0.93	0.92	0.92	
退行性改变	0.90	0.79	0.84	

基于此，图 6-2-9 给出了混淆矩阵，混淆矩阵的横轴代表预测值，纵轴代表真实值，混淆矩阵的作用是为了识别每个类别被划分错误的情况。从中可以看出，正常类别全部被正确划分，其次是骨转移分类的效果最好。为了能够正确理解混

淆矩阵，以骨转移为例，共有 205 条数据预测正确，但是也有 2 条被预测成了关节炎，有 14 条被预测为退行性改变。以此来看，混淆矩阵中关节炎和退行性改变之间存在较大误差，这是因为按照医学角度分析，退行性改变是一种特殊的关节炎，对于实际诊断文本来说，多数患者在骨骼上发生退行性改变，而关节炎大多数发生在人体关节部位，因此会出现图 6-2-9 的情况。

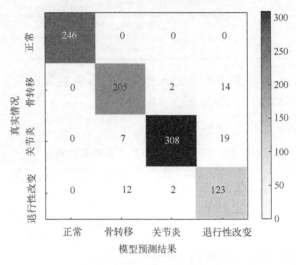

图 6-2-9　混淆矩阵

　　总体而言，TextCNN 模型的分类准确度达到 0.94，损失为 0.18，能够得到较高的分类效果。骨转移是由原发性肿瘤引发的病变，对于实际诊断文本来说，其中一部分病例是全身发生骨转移，病灶多发且位置多变。由于实验数据中骨转移的样本比重大，因此得到的各项评价指标都比较高。关节炎疾病的发作位置相对固定，也获得了较好的分类效果，准确度为 0.93、召回率为 0.92、F-1 评分值 0.92。类似地，正常类的表征单一，与其他疾病表征不存在交叉关系，因此 F-1 评分值达到最高；相反，退行性改变的表征种类较多，发生位置较广泛，样本数据量偏少，因此 F-1 评分值相对较低。

　　为了更方便观察准确度和损失值之间的关系，图 6-2-10 给出了二者随着迭代次数变化而变化的曲线图。在前 10 次迭代中，模型的准确度值上升较为明显，在 10 轮之后逐渐趋于稳定。可以看出，损失曲线随着迭代次数的增加逐渐趋于稳定，下降至 0.18 左右；准确度曲线在第 10 次迭代后上升到 0.88 左右，随后准确度值不再发生变化，说明 TextCNN 方法对于解决核医学文本的分类问题能够达到较好的收敛效果，获得了较好的分类效果。

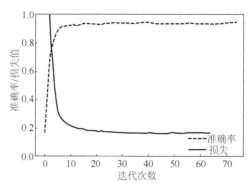

图 6-2-10　训练过程图

　　实验结果表明，应用 TextCNN 模型，可构建性能较好的核医学文本自动分类算法。综合混淆矩阵和损失曲线可以看出，该算法对于核医学文本能够取得较好的效果，将优化后的随机森林与 SVM 进行比较，所提出的方法较客观地对几种疾病类型进行了分类。

参 考 文 献

韩成成, 林强, 满正行, 等, 2020. 面向病灶与其表征关联提取的核医学诊断文本挖掘[J]. 计算机科学, 47(2): 524-530.

韩成成, 增思涛, 林强, 等, 2020. 基于决策树的流数据分类算法综述[J]. 西北民族大学学报（自然科学版）, 41(2): 20-30.

何云琪, 刘苏文, 钱龙华, 等, 2018. 基于句法和语义特征的疾病名称识别[J]. 中国科学: 信息科学, 48(11): 1546-1557.

胡满满, 陈旭, 孙毓忠, 等, 2019. 基于动态采样和迁移学习的疾病预测模型[J]. 计算机学报, 42(10): 2339-2354.

黄仕鑫, 杨艳艳, 罗亚玲, 等, 2018. 基于 GA-BP 神经网络模型鉴别 2 型糖尿病肾病的认知模式研究[J]. 解放军医学杂志, 43(6): 483-489.

马世龙, 乌尼日其其格, 李小平, 2016. 大数据与深度学习综述[J]. 智能系统学报, 11(6): 728-742.

周阳. 基于机器学习的医疗文本分析挖掘技术研究[D]. 北京: 北京交通大学, 2019.

Birkhead G S, Klompas M, Shah N R, 2015. Uses of electronic health records for public health surveillance to advance public health[J]. Annual Review of Public Health, 36(1): 345-359.

Campbell E A, Bass E J, Masino A J, 2020. Temporal condition pattern mining in large, sparse electronic health record data: A case study in characterizing pediatric asthma[J]. Journal of the

American Medical Informatics Association, 27(4): 558-566.

Han C, Lin Q, Man Z, et al, 2021. Automated classification of textual SPECT diagnostic reports with TextCNN model[J]. Journal of Physics: Conference Series, 1792(1): 012023.

Kafkas S, Hoehndorf R, 2019. Ontology based mining of pathogen-disease associations from literature[J]. Journal of Biomedical Semantics, 10(1): 15.

Mahgoub H, 2006. Mining association rules from unstructured documents[J]. International Journal of Applied Mathematics and Computer Sciences, 1(4): 201-206.

Sheng X, Wu X, Luo Y, 2016. A novel text mining algorithm based on deep neural network[C]// International Conference on Inventive Computation Technologies: 1-6.

彩　　图

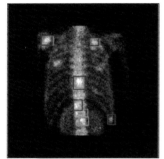 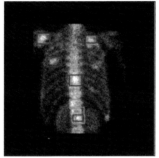 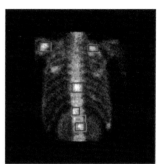

(a) 使用SSD原始模型　　　　(b) 特征提取网络使用ResNet-29　　　　(c) 使用本节构建的模型

图 4-2-10　　不同模型实验效果图

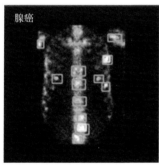

图 4-3-3　　肺癌多病灶亚类检测实验效果

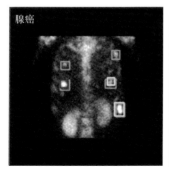 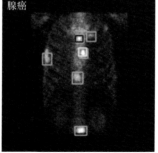

图 4-3-4　　实验中的错误检测情况

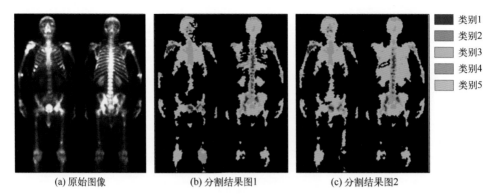

<table>
<tr><td>■</td><td>类别1</td></tr>
<tr><td>■</td><td>类别2</td></tr>
<tr><td>□</td><td>类别3</td></tr>
<tr><td>■</td><td>类别4</td></tr>
<tr><td>□</td><td>类别5</td></tr>
</table>

(a) 原始图像　　　　　　　　(b) 分割结果图1　　　　　　　　(c) 分割结果图2

图 5-1-1　语义分割示意图

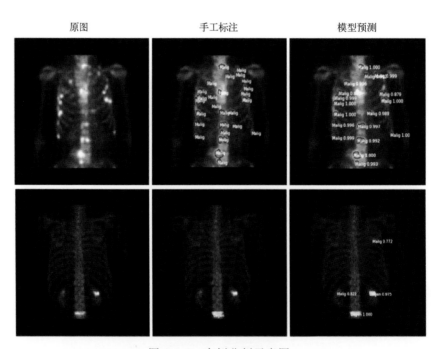

原图　　　　　　　　　手工标注　　　　　　　　　模型预测

图 5-1-5　实例分割示意图

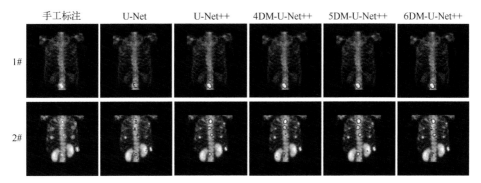

手工标注　U-Net　U-Net++　4DM-U-Net++　5DM-U-Net++　6DM-U-Net++

1#

2#

图 5-2-4　不同模型的分割效果

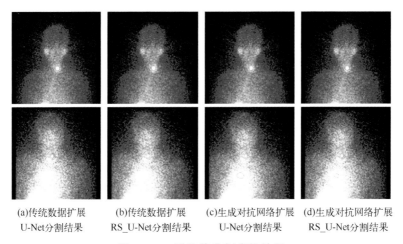

(a)传统数据扩展　　(b)传统数据扩展　　(c)生成对抗网络扩展　(d)生成对抗网络扩展
U-Net分割结果　　RS_U-Net分割结果　　U-Net分割结果　　RS_U-Net分割结果

图 5-2-8　甲状腺分割病灶结果

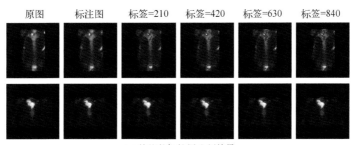

原图　　标注图　　标签=210　　标签=420　　标签=630　　标签=840

(a) 传统数据扩展分割结果

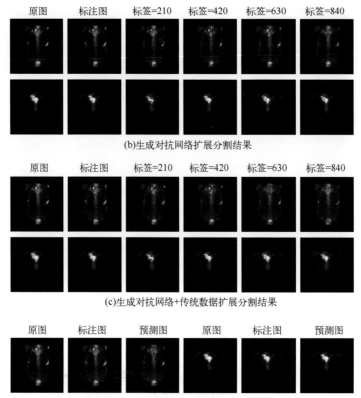

(b)生成对抗网络扩展分割结果

(c)生成对抗网络+传统数据扩展分割结果

(d) U-Net分割结果

图 5-3-6 分割结果示例